卫生职业教育"双高"专业群"十四五"规划

新形态一体化特色教材

健康管理服务与营销

（活页式教材）

主　编　王春鹏

副主编　吕　婵　刘洸均

编　者　（按姓氏笔画排序）

马雯璐　广州美达健康产业有限公司

王　月　天津蓝卡健康科技有限公司

王春鹏　辽宁医药职业学院

吕　婵　辽宁医药职业学院

刘洸均　广州美达健康产业有限公司

李芳芳　南京康誉睿和健康管理有限公司

蒋鹏飞　珍奥集团股份有限公司

华中科技大学出版社

中国·武汉

内 容 简 介

本教材以健康中国 2030 为背景，以市场营销学理论为支撑，结合健康管理服务新业态的特点，通过对市场营销的基本理论和健康管理服务行业知识的介绍，以及对健康服务行业中的企业经营必备知识和技能的阐述，为培养健康管理与促进类专业人才奠定基础。

本教材分为理论篇和实训篇两部分，理论篇分为两章，分别简述市场营销的概念和理论、营销策略、产品和服务的相关概念及营销技巧以及健康管理服务与营销；实训篇分为四个项目九大任务，四个项目分别为健康管理服务电话营销、健康管理服务咨询、健康检测与评估服务和健康干预服务。

本教材适合开设了与大健康产业相关的健康管理与促进类、健康养老服务类及母婴健康服务类专业的各中、高等专科及职业院校学生作为教材和参考用书，亦为健康管理相关企业的营销实践活动提供参考。

图书在版编目(CIP)数据

健康管理服务与营销:活页式教材/王春鹏主编. —武汉:华中科技大学出版社,2024.4(2025.8 重印)
ISBN 978-7-5772-0298-3

Ⅰ. ①健…　Ⅱ. ①王…　Ⅲ. ①医疗保健事业-市场营销学-高等学校-教材　Ⅳ. ①R19

中国国家版本馆 CIP 数据核字(2024)第 075949 号

健康管理服务与营销(活页式教材)　　　　　　　　　　　王春鹏　主编
Jiankang Guanli Fuwu yu Yingxiao(Huoyeshi Jiaocai)

策划编辑：史燕丽
责任编辑：朱　霞
封面设计：清格印象
责任校对：朱　霞
责任监印：周治超
出版发行：华中科技大学出版社(中国·武汉)　　　电话：(027)81321913
　　　　　武汉市东湖新技术开发区华工科技园　　　邮编：430223
录　　排：华中科技大学惠友文印中心
印　　刷：武汉科源印刷设计有限公司
开　　本：787mm×1092mm　1/16
印　　张：7.75
字　　数：202 千字
版　　次：2025 年 8 月第 1 版第 4 次印刷
定　　价：39.90 元

活页式教材
使用说明

为了积极响应国务院《国家职业教育改革实施方案》（简称职教20条）以及教育部《职业院校教材管理办法》《"十四五"职业教育规划教材建设实施方案》的相关政策和文件精神，围绕深化教学改革和"互联网＋职业教育"发展需求，我们开发了一批编排方式科学、配套资源丰富、呈现形式灵活、信息技术应用适当的新型活页式融媒体教材。

与传统普通胶装教材不同，活页式教材通常以单个项目为单位，以活页的形式将项目贯穿起来，强调在知识的理解与掌握的基础上进行实践和应用，适用于以学生为中心的教学模式，更多体现在以学生为主体的前提下，加强教材和学习者之间深层次的互动。本教材采取活页式设计，教材内页通过活页圈的应用，实现了"活教""活学""活用"，方便教师和学生根据实际教学情况灵活调整。

本新型活页式教材的建议使用方式如下：

学生使用说明

1. 可自行添加学习辅助材料，如实训报告、试卷等。
2. 上课时不用带整本书，只带当节课需要的对应内容即可，简单方便。
3. 可根据自我学习进度随时调整学习顺序。

教师使用说明

1. 可及时将新技术、新规范、新标准形成讲义，随时更新教学内容。
2. 可结合数字资源进行线上线下混合式教学，在课前预习、课中学习、课后复习中与活页式教材配套。
3. 可添加教辅资料。

网络增值服务

1 教师使用流程

（1）**登录网址：http://yixue.Hustp.com** （注册时请选择教师用户）

注册 > 登录 > 完善个人信息 > 等待审核

（2）**审核通过后，您可以在网站使用以下功能：**

下载教学资源　　建立课程　　　管理学生　　　布置作业　查询学生学习记录等

教师

2 学生使用流程

（建议学生在PC端完成注册、登录、完善个人信息的操作）

（1）**PC 端操作步骤**

① 登录网址：http://yixue.Hustp.com （注册时请选择普通用户）

注册 > 登录 > 完善个人信息

② **查看课程资源：** （如有学习码，请在个人中心－学习码验证中先验证，再进行操作）

选择课程

首页课程 > 课程详情页 > 查看课程资源

（2）**手机端扫码操作步骤**

手机扫码 → 登录 → 查看数字资源

注册

序

在当今社会,人们对健康的关注度日益提高,健康管理行业也因此蓬勃发展。本教材旨在全面介绍健康管理服务与营销的相关知识。通过对本教材的学习,读者能够深入了解健康管理服务的内容、营销策略、客户需求与服务设计、市场分析等方面的知识,同时结合实践案例,为从事健康管理服务工作的人员提供有力的指导。

本教材的作者是一位在健康管理领域有着丰富经验的学者,在学术界和实践领域均有着优秀的表现。在本教材的撰写过程中,作者广泛搜集了国内外相关领域的最新研究成果和实践经验,结合自己的专业背景和实际操作经验,为读者呈现出一部内容丰富、结构严谨的健康管理服务与营销教材。

本教材的主题和内容包括以下几个方面。

1. 健康管理服务概述 对健康管理服务的概念、发展历程、重要性进行深入剖析。

2. 健康管理服务内容 详细介绍健康管理服务的内容和范围,包括健康风险评估、健康计划制订、健康知识普及等方面。

3. 营销策略 从客户需求出发,探讨如何制订有效的营销策略,包括品牌定位、广告宣传、会员管理等方面的内容。

4. 实践案例 通过分析成功案例,总结实践经验,为读者提供参考和启示。

5. 行业发展趋势与前景 展望未来健康管理行业的发展趋势和机遇,指出行业面临的挑战和对策。

本教材的优点在于内容全面、系统,案例丰富,具有很强的实用性。作者在撰写过程中参考了大量的最新研究成果和实践经验,使得本教材具有很高的参考价值。此外,本教材的语言通俗易懂,适合不同层次的读者阅读。

然而,本教材也存在一些不足之处。首先,对于某些具体领域的深入程度不够,例如,在健康跟踪与随访方面需要进行补充。其次,书中提到的某些实践案例可能不够具有普遍性,需要更多来自不同地区、不同机构的案例来丰富和完善。最后,对于一些新兴的健康管理技术和方法的介绍还不够充分,需要进一步更新和补充。

综合来看,本教材是一部内容丰富、结构严谨的健康管理服务与营销教材,具有很强的实用性和参考价值。作者在书中深入剖析了健康管理服务的概念、发展历程和重要性,详细介绍了健康管理服务的内容和范围、营销策略以及实践案例等方面的知识。虽然书中也存在一些不足之处,但这并不影响本教材的整体价值。

因此,我强烈推荐这本教材给中、高等职业院校相关专业,以及从事健康管理服务工作的人员、学者和对此领域感兴趣的读者。通过阅读本教材,读者将能够全面了解健康管理服务与营销的相关知识,为实际工作提供有力的指导,相信这本教材将成为您在健康管理领域的得力助手!

中国卫生经济学会卫生技术评估专业委员会常务理事
中国老年学和老年医学学会中西医结合分会常务理事
中国人生科学学会长期护理险服务与评估专业委员会常务理事
辽宁省基础医学研究所盛京健康结果评价中心主任（教授）首席研究员

前言

健康管理的概念最早出现在保险公司,希望通过一种管理健康的方式来减少投保人的健康风险。后期形成一整套健康管理流程,也是现在广泛应用的健康管理服务流程,即签署客户服务合约、采集健康信息、建立完整健康档案、开展健康风险评估、制订健康干预计划和方案、实施健康干预、健康动态跟踪、健康管理效果评价。

20世纪90年代末,健康管理开始在我国出现。2003年后,随着政府和广大人民群众健康意识、健康素养的进一步提高,以健康服务需求为牵引,以健康体检为主要形式的健康管理服务行业得到快速发展。2005年开始,国家宣布设置健康管理师的职业,次年卫生部出版培训教材。到2007年,以中华医学会健康管理学分会的成立与《中华健康管理学杂志》的创刊为标志,我国健康管理学术理论研究与行业开始步入科学规范、有序发展的轨道。

自2001年国内第一家健康管理公司注册到2007年,健康管理走过了艰难而重要的7年。2006年,以健康管理为主题的会议、论坛、培训在增多,甚至有业内人士称2006年是"健康管理年"。2007年《中华健康管理学杂志》创刊,中华健康管理学杂志第一届编辑委员会成立大会召开。至此,健康管理这一先进的理念及对国内健康服务的全新视角和理解,逐步获得了公众的认可。但是必须看到的是,国内在健康评估、健康维护、健康产品、服务模式、运行模式、服务范围上都与国际水平存在一定的差距。从2008年开始到2012年,随着国家第一个健康管理课题的实施,健康管理正式纳入国家现代医学创新体系和"十二五"国家医学科技发展规划。2016年8月26日,中共中央政治局审议通过了"健康中国2030"规划纲要,2017年,国家重新审核确定了140项职业目录清单,健康管理师在职业目录清单之列,是健康领域内唯一认证的职业。同时,国家自然科学基金委员会增设了"健康服务管理"学科代码:C040605。

尽管健康管理服务业的市场化在中国才刚刚起步,但健康管理师作为我国卫生行业特有职业,已经在市场中得到了广泛认可与应用。同时,健康管理师作为一个定位于以医学为背景的、提供专业健康管理服务的崭新职业,在推广与实践服务过程中,不可避免地面临着市场化的问题,这在很大程度上关系到健康管理的前途和命运。健康管理师在市场化服务过程中,如果不了解健康管理的市场特点、服务定位以及市场需求细分,就很难开发出让健康消费者接受并能够有效促进其行为改变的健康服务产品,如果不了解健康消费者的购买行为和消费习惯,就很难正确引导消费者购买服务,最终实现商业价值。本教材以理论和实践相结合的方式,尝试将市场营销的基本理论与方法和健康管理服务有机结合,旨在探索健康管理服务领域的营销特点和营销方法与技巧,开拓健康管理服务领域新视野,更好地服务于健康中国发展战略。因编写教材时间和资源的限制,还需要在具体使用过程中不断充实和完善,不足之处恳请读者批评指正,并提出修改意见,我们将不胜感激。

　　本教材分为理论篇和实训篇两部分，理论篇分为两章，分别简述市场营销的概念和理论、营销策略、产品和服务的相关概念及营销技巧以及健康管理服务与营销；实训篇分为四个项目九大任务，四个项目分别为健康管理服务电话营销、健康管理服务咨询、健康检测与评估服务和健康干预服务。其中理论篇和实训篇的项目一中的任务一、项目三和项目四由王春鹏编写；实训篇的项目一中的任务二由吕婵编写；实训篇的项目二由刘洸均、马雯璐编写；李芳芳、蒋鹏飞、王月参与编写了实训篇中项目三和项目四的内容。

　　本教材在编写过程中借鉴了有关营销与健康管理服务研究领域学者的学术成果，以及健康管理相关企业的一线营销资料，纯属学术行为，如有不当之处，请与作者联系。

　　在此，也感谢有关健康管理企业、健康体检公司的相关领导和老师，特别感谢刘洸均、马雯璐、李芳芳、蒋鹏飞、高爽老师在本教材的编写过程中给出的建议和意见，以及提供的宝贵资料和信息。

编　者

目录

理论篇

实训篇

理论篇

　　20 世纪末期,健康管理引入我国并成为一门新兴的交叉学科,它是以现代健康概念和中医"治未病"思想为指导,运用医学、管理学等相关学科的理论、技术和方法,对个体或群体健康状况及影响健康的危险因素进行全面和连续的检测、评估和干预,实现以促进人人健康为目标的健康服务过程。随着社会的发展,人口结构、生活方式和疾病谱的变化,人们的健康意识不断增强,尤其是《"健康中国 2030"规划纲要》的发布,健康服务业迎来了前所未有的发展机遇,健康管理服务需求不断增加。而作为健康管理师,从事健康管理服务工作这一职业,所面临的却是一个全新的市场化的健康服务新业态。在市场化服务的过程中,如果不了解健康管理服务的市场属性和消费者的需求特点,不了解健康管理服务产品化的发展模式和营销服务的专业性特点,不了解健康管理服务中消费者的购买行为,就不能有效地完成健康管理服务营销工作,也就无法形成健康管理服务营销的商业价值和社会价值。

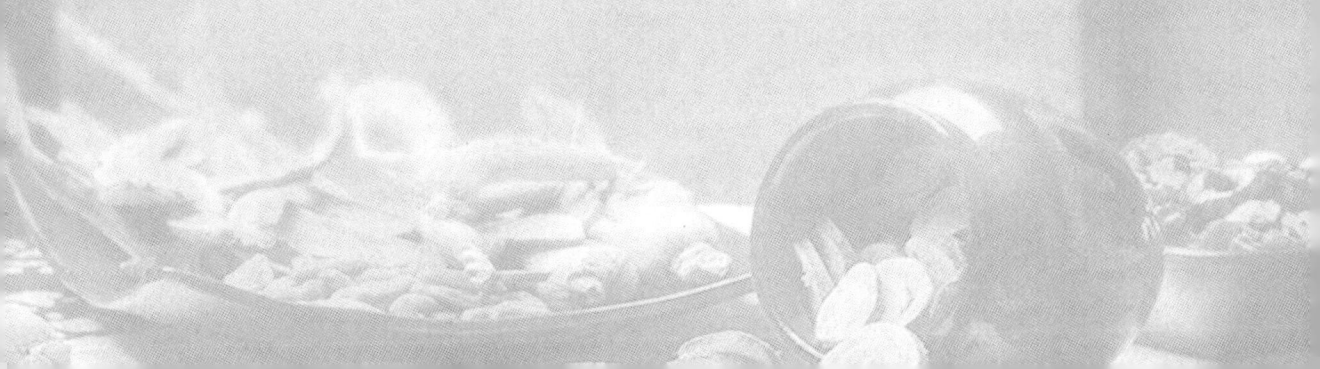

第一章

市场营销概述

现阶段市场营销的学科理论已经发展得非常成熟，为了帮助健康管理服务从业者尽快了解和掌握必要的市场营销相关知识，本章重点介绍市场营销的概念、市场营销理论与策略、产品营销与服务营销等基本知识。

第一节　市场营销的概念

市场营销的概念源于美国，最早于1912年由美国哈佛大学赫杰特齐教授提出。1929年的世界经济危机，让企业界和理论界开始高度重视市场营销学的研究，并将研究成果应用于企业的经营活动中。第三次工业革命后，市场营销研究从以产品为中心转向以消费者为中心，并形成了现代市场营销学的概念，其经历了理智营销到情感营销、精神营销的过程。现代的市场营销对象已经超越了具体的产品、服务以及个人和组织，观念、经历、体验等都可以成为市场营销对象。

一、市场营销的基本概念

（一）市场的概念

1. 市场的定义

市场是买卖双方进行商品交换的场所，正如我国古籍《周易·系辞下》中所言："（神农氏）日中为市，致天下之民，聚天下之货，交易而退，各得其所。"美国营销学家菲利普·科特勒（Philip Kotler）从生产经营的角度，对市场给出了这样的定义："所谓市场是指某种产品（或服务）的实际购买者和潜在购买者（或消费者）的集合；购买者通过购买产品使需要或欲望得到满足。"这里所说的市场是传统意义上的市场，即强调的是产品（或服务）的购买者群体的集合，市场购买行为倾向于有一定的场所。但随着互联网、物联网的发展，出现了多种虚拟的营销或销售模式，现代的市场营销概念中则不再强调销售的场所，如在健康管理服务领域的虚拟市场有网上药店、线上健康保险营销、线上体检套餐销售、健康教育线上课程等。现代市场营销理论认为，市场的概念应包括四层含义，即商品交换的场所和领域、商品生产者和消费者之间各种经济关系的总和、消费者有购买力和需求、某种商品现实和潜在消费者的总和。

2. 市场的构成要素和类型

市场的构成要素包括有某种需求的人、购买力和购买欲望三个方面，可以用以下公式来进行表示：

$$市场＝人＋购买力＋购买欲望$$

市场是上述三个要素的统一，缺一不可，市场的有效性、规模和容量由三者结合起来共同作用来决定。其中,人是构成市场的基本要素,其数量决定市场的规模和容量,其年龄结构及变化影响市场需求的构成和变化;购买力是指消费者购买商品或服务的能力,它与消费者的收入水平高低有关;购买欲望是指消费者购买商品或服务的动机以及愿望和要求,是潜在购买力转化为现实购买力的必要条件。

市场的类型可按产品的属性、购买者及其购买目的、供需双方在市场中的地位、市场的地域范围等方式进行划分。如商品市场、劳动力市场、技术市场、信息市场、资本市场、金融市场、证券市场等是以其自然属性进行划分;生产者市场、消费者市场、政府市场、中间市场等是按购买者及其购买目的进行划分;买方市场和卖方市场则是以供需双方在市场中的地位进行划分;国际市场、国内市场、城市市场、农村市场等是以地域范围进行划分。

(二)市场营销的概念

1. 市场营销的定义

市场营销在不同时期有不同的定义,通常意义上将市场营销简称为营销,是指买卖双方将产品或服务通过市场交易以实现和满足双方各自目的和需求的过程。美国市场营销协会对市场营销的定义:市场营销既是一种组织职能,也是为了组织自身及利益相关者的利益而创造、传播和传递客户价值以及管理客户关系的一系列过程。

从学科角度还可以将市场营销分为宏观市场营销和微观市场营销,宏观市场营销即是以提高社会整体利益为目标,研究营销系统的社会功能效用,强调通过法律规范和政府调控引导产品和服务从生产流转到消费者,以平衡社会生产与社会需要,保证社会经济整体持续、健康发展。微观市场营销则是研究企业如何引导产品或服务从生产者流向目标顾客,以满足顾客需求和欲望,进而实现包括营利在内的经营目标。

目前,采用比较多的定义还是菲利普·科特勒对市场营销的定义,即"市场营销是个人或群体通过创造和交换产品及价值,以使个人或群体满足需要和欲望的社会过程和管理过程。"这一定义的内涵有以下三个方面:一是市场营销的目标是"满足需要和欲望",目的是获取利益;二是市场营销的本质是"交换",以实现从产品到货币的转换;三是营销者创造和管理产品及价值,满足顾客需要的程度与水平是交换能否顺利进行的关键。

2. 市场营销的核心概念

为更好地理解市场营销的定义和内涵,必须把握营销过程中所涉及的词语及其核心概念,包括:需要、欲望和需求;产品、服务与体验;费用、效用与满足;交换、交易和关系营销;顾客让渡价值、顾客满意和质量。

(1)需要、欲望和需求。前二者是市场营销活动的出发点,需求是指个体没有得到某些基本满足的感受状态。马斯洛的需要层次理论指出,人的生存和发展过程中会有生理需要、安全需要、社交需要、尊重需要和自我实现需要。这些需要是人类与生俱来的,市场营销不能凭空创造,只能选择以不同的方式去满足它。

知识链接

马斯洛需要层次理论是由美国心理学家亚伯拉罕·马斯洛(Abraham H. Maslow)于1943年在论文《人类激励理论》中提出的。他将人类需要从低到高按层次分为5种,即生理需要、安全需要、社交需要、尊重需要和自我实现需要(图1-1-1)。

马斯洛认为,基本需要是人类本能的,有先天的遗传基础,但它们的满足与表现取决于后天的环境。需要的层次越高,受先天遗传的影响越弱,对于后天环境的依赖就越大。

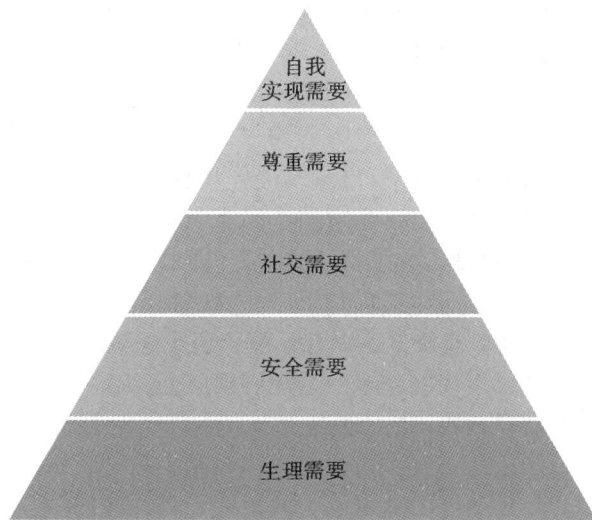

图 1-1-1 马斯洛需要层次理论模型

欲望是指想得到满足上述基本需要的某种产品或服务等的愿望,是个体在不同文化及社会环境中表现出来的对基本需要的特定追求。如一个因长期久坐生活方式而导致腰背酸痛的亚健康个体寻求健康保健调理服务,可能是为了满足上述生理需要、安全需要、社交需要等多个方面。

需求是指有能力购买并愿意购买某个特定产品的欲望。需求实际上既包含了对某种特定产品的需求也包括对某种特定服务的需求。如随着我国新型工业化、信息化、城镇化、农业现代化的深入发展,人口老龄化进程加快,健康服务业蓬勃发展,人民群众对中医药服务的需求越来越旺盛。2016 年国务院发布了《中医药发展战略规划纲要(2016—2030 年)》,明确了未来十五年我国中医药发展方向和工作重点,促进了中医药事业健康发展,艾灸、推拿、按摩、理疗、康复等中国传统健康管理产品和服务得到了大力发展,满足了中老年人的此类需求。需要指出的是,并非所有的欲望都能转化为需求,购买力是关键,因此需求是以购买力为基础的欲望,反映到市场中,收入和价格是影响需求的两个最基本因素。

(2)产品、服务与体验。产品是指一切能满足人们某种需求和欲望的集合。服务与体验是指人们在购买和拥有某种实体产品过程中的一种体验和感受,或者是购买无形产品本身的体验和感受。因此,我们并不对产品、服务与体验进行严格的区分,广义上讲,产品既包括实体产品和无形的服务,也包含体验和感受。如在购买体检套餐时,健康管理师对客户提出的问题进行耐心的咨询和解答,对不同套餐进行详细的介绍,体检过程中健康管理师又进行了有效的沟通和导引,使体检过程非常顺利。这一过程中的产品即是健康体检套餐,也有健康咨询与指导,这让客户有了很好的消费体验和感受。

(3)费用、效用与满足。费用是人们为购买产品或服务所支付的成本。消费者所支付的成本不仅包括所支付的货币成本,还包括在购买产品或服务中所花费的时间、消耗的精力以及精神成本。效用是指产品或服务满足消费者欲望的能力,效用高低更多取决于消费者的主观感受,主观感受高即满足感好,即欲望得到高满足,反之则差。一般情况下,消费者更愿意就近选择价格低、距离近、花费时间少的产品或服务,以获得较高的满足。如运动健康爱好者在价格、健身器材质量、场馆豪华程度相差不多的情况下,更愿意选择在家附近的健身中心进行训练和健身。

（4）交换、交易和关系营销。交换是双方为各取所需而互换各自拥有的东西或利益的行为，交换过程如果双方认可并达成协议，即发生了交换行为。而交易则是指通过货币或非货币的形式，将货物、服务或创意等进行物主更换的过程，如张先生在某养生保健机构做艾灸保健消费了200元，即属于货币形式的交易。交易的内涵包括以下几个方面：首先是提供有价值的事物；其次要存在买卖双方所同意的条件；最后是要协议好时间和地点等。

无论是货币还是非货币形式的交易，从营销本质上看都是为了实现满意的交易关系，使双方从中获益。营销活动应该努力创造和维持这种关系，即通过提供高质量的产品或服务及合理的价格，重视同顾客、分销商等的关系，实现和维持各方的长期信任和互利关系。

（5）顾客让渡价值、顾客满意和质量。顾客让渡价值是顾客从产品中所获得的收益与所付出的成本的差额，衡量尺度主要表现在顾客的主观心理感受。其中顾客所付出的成本包括货币成本（如交通费、住宿费、购买付款等）和非货币成本（如时间、精力、精神成本等）。顾客让渡价值包括货币价值（产品价值的保值、增值等）和非货币价值（体现在产品的购买、使用过程中，如良好的服务引起身心的愉悦，优质的产品提升人的形象等）。面对激烈的市场竞争，为吸引更多的潜在顾客，企业必须利用不同的方式和途径让顾客获得更多的让渡价值。例如，保健品企业通过不断改进自己的产品配方，提升自身的服务，在保证质量的情况下降低产品价格，组织客户免费参加健康旅游以改变营销策略，通过电话销售等模式提高顾客让渡价值。

顾客满意是指顾客对期望的满足程度的感觉，企业创造顾客让渡价值的目的在于使顾客满意，进而达到顾客忠诚。顾客满意对企业有着重要的意义，高度满意的顾客会持久地忠诚于企业，也能为企业及其产品美言，且对价格不敏感，所以保持顾客高度的满意是企业的重要工作之一。而现代的质量观念也不再是只考虑产品的"无瑕疵"，而是根据顾客的满意来进行定义。

二、营销、促销和推销

在企业经营过程中，营销、促销和推销三者之间的关系是不可回避的问题，无论是企业经营者还是销售人员或服务人员，均需充分理解三种经营活动的区别和联系，以形成合力促进企业发展（图1-1-2）。

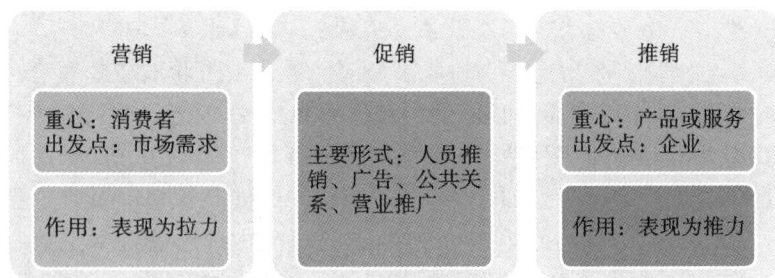

营销
重心：消费者
出发点：市场需求
作用：表现为拉力

促销
主要形式：人员推销、广告、公共关系、营业推广

推销
重心：产品或服务
出发点：企业
作用：表现为推力

图 1-1-2　营销、促销和推销的区别与联系图示

营销即市场营销，其概念已经在前面进行了系统表述，需要强调的是，它是一个动态的策略活动过程，其内容包括产品、价格、渠道和促销四个方面。营销的出发点是市场需求，其关注的重心是如何吸引消费者购买，具体办法是通过进行市场细分和不同的营销策略组合来提供满足市场需求的产品或服务。

促销，即促进销售的活动过程，是营销者通过各种手段发出刺激消费的信息，将信息传递到目标市场，以影响消费者态度和行为，并促进其尽快购买的过程。促销的主要方法有人员推销、广告、公共关系和营业推广等。

推销是指推销人员通过传递信息、增加信任、语言说服、二选一法、推定同意法等技巧与手段,确认和激活顾客需求,并用适宜的产品或服务满足顾客需求以实现双方利益交换的过程。推销的出发点是企业,重心是产品或服务,辅助手段有让利、附加产品或服务等。

第二节 市场营销理论与营销策略

市场营销的理论发展经历了从不同营销观念的产生到营销理论的产生和发展的过程,即以企业为中心的经营观念到以消费者需求为中心的营销观念,再到以满足市场需求为目标的 4P 营销理论、以追求消费者满意为目标的 4C 营销理论的发展过程。

一、市场营销观念的演进

(一) 以企业为中心的经营观念

以企业为中心的经营观念形成于 20 世纪 20 年代前后,即早期的企业经营活动的经营观念,其基本特征是以企业为中心,以资源和利润为导向。这是因为当时的社会,许多产品在市场上处于供不应求的状态,企业间的竞争主要表现在以成本为基础的价格竞争上,基本不用考虑销量问题。按照发展顺序,主要有以下三种观念。

1. 生产观念

生产观念产生于 19 世纪末 20 世纪初。该观念认为消费者总是喜爱随处能买到并且价格低廉的产品,在生产观念的指导下,企业的核心任务是努力提高生产效率,降低成本,生产出更多让消费者随处能买到并且能买得起的产品。生产观念得以产生和发展的条件之一是产品供不应求,即市场是卖方市场;其二是一些产品市场前景好,虽然生产成本高,但可以通过提高生产率和降低成本来扩大市场。这一观念的特征是企业生产什么就卖什么,以产定销。

2. 产品观念

在生产观念的后期,市场供求关系逐渐平衡,开始出现了产品观念。产品观念认为,在市场产品充足、有更多选择的情况下,质量最优、性能最好以及特点最多的产品则更受青睐。在产品观念的指导下,企业的经营管理重心向努力改进产品质量、生产优质产品的方向转移。但企业往往为了产品的精益求精而忽视了市场需求的变化,最终导致了"营销近视症",即企业忙于发明、改进和制造高质量产品而经常找不到销路,最终使企业经营陷入困境。

3. 推销观念

20 世纪 20 年代末期,因生产观念和产品观念均以生产为中心,未将市场需求放在首位,导致企业经营不利,为解决这一问题,于是出现了推销技术和推销方法,推销观念逐渐成为企业经营管理的主要指导思想。以这一观念为指导,企业认为产品滞销的原因在于消费者缺乏购买的积极性和主动性,需要刺激消费。企业相信产品是卖出去的而不是被买出去的,因此各种推销手段如兜售、打产品广告、试用以及体验等被广泛采用。

推销观念与生产观念、产品观念一样,是传统的市场营销观念,其本质是以企业为中心而非以消费者为中心,仍然是以产定销的模式。

(二) 以消费者为中心的营销观念

1. 市场营销观念

市场营销观念形成于 20 世纪 50 年代,是一种以顾客需求和欲望为导向的经营管理理论。

这种观念认为企业的生产经营活动是一个不断满足顾客需求的过程,而不仅仅是制造或销售某种产品。市场营销观念可以理解为:发现需要并设法满足它们,即市场需要什么,我们就生产什么,提供什么。即企业要制造能够销售出去的产品,而不是推销已经生产出来的产品。

在市场营销观念的指导下,企业营销管理以"顾客至上"为原则,出现"顾客永远是正确的""爱你的顾客而非产品""顾客是上帝"等口号。因此,在买方市场全面形成和卖方市场竞争激烈的背景下,企业在组织生产和经营前,先进行市场调研,并根据市场需求和企业自身条件来选择目标市场,最后组织生产经营。从产品的设计到生产、定价、分销和促销,都以消费者的需求为出发点,在生产者和消费者的关系中,消费者起支配作用,生产者要根据消费者的意愿和偏好来安排生产和经营。另外,售后服务也是市场营销观念需要考虑的问题,即产品销售出去之后,要收集消费者的意见,并据此改进产品设计、生产和服务模式,最大限度地提高消费者的满意度。

2. 社会营销观念

上述的各种观念是一个动态发展和不断改进的过程,市场营销观念已经被认为是比较先进的理论。到 20 世纪 70 年代,随着社会的发展,市场营销观念逐渐暴露了其"二维空间"企业经营思维的局限性,因为它忽视了消费者和企业所共同面对的社会环境和社会责任,没有顾及企业在满足消费者个人需要的同时还应满足社会长远利益的发展,以至于导致了严重的资源浪费和环境污染等问题的出现。

针对这种矛盾,企业营销大师菲利普·科特勒提出了社会市场营销观念,也有些学者提出了诸如理智消费、人类观念、生态主宰等观念,这些提法现已被社会广泛接受。

综上所述,社会市场营销观念是指企业经营行为不仅要满足消费者的需求和欲望并由此获得利润,而且要符合消费者自身和整个社会的长远发展利益,要统筹兼顾,正确处理消费者需求、企业利润和社会三者之间长期、整体的利益关系。与单纯的市场营销相比,社会市场营销不仅要迎合消费者已有的需要和欲望,还要发掘其潜在的需求,兼顾长远利益,同时要考虑社会的整体利益(表 1-1-1)。

表 1-1-1　不同市场营销观念比较

营 销 观 念		市场特征	出发点	手 段	策 略	目 标
以企业为中心的经营观念	生产观念	供不应求	生产	提高产量降低成本	以产定销	增加产量取得利润
	产品观念	供不应求	产品	提高质量增加功能	质量取胜	提高质量获取利润
	推销观念	产能过剩	销售	推销与促销	以产定销	扩大销售获取利润
以消费者为中心的营销观念	市场营销观念	买方市场	消费者需求	整体市场营销	以比对手更有效地满足消费者需求而取胜	满足需求获取利润
	社会营销观念	买方市场	消费者需求企业利润社会利益	整体社会营销	以同时满足消费者需求和社会利益而取胜	满足需求获取经济效益兼顾社会利益

(三)营销观念新发展

随着时代的发展与进步,营销观念也在不断地发展和完善,在社会市场营销观念的影响下,又陆续出现了许多新的营销观念与思维。如大市场营销观念、整体营销观念、关系营销观念以及文化营销观念等。

二、市场营销经典理论与策略

随着社会的发展、市场竞争格局和消费者行为的变化,市场营销理论在错综复杂和不断变化的市场环境中经历了三种典型的理论发展过程,即以满足市场需求为目标的 4P 理论、以追求消费者满意为目标的 4C 理论以及建立消费者忠诚为目标的 4R 理论。

(一) 4P 理论

4P 营销理论产生于 20 世纪 60 年代的美国,是随着市场营销组合理论的提出而出现的。市场营销组合是指市场需求受到营销要素的影响,企业需要对这些要素进行有效组合,以满足市场需求,使利润最大化。从管理决策的角度研究市场营销问题,可以将上述营销要素概括为四类:产品(product)、价格(price)、渠道(place)和促销(promotion),即 4P 理论。

影响企业市场营销活动的因素主要有两大类:一类是不可控因素,即市场营销环境——微观环境和宏观环境;另一类是可控因素,即产品、价格、广告、渠道、商标、品牌等。4P 就是对可控因素的归纳。

1. 产品策略(product strategy)

产品策略认为企业要根据自身的能力,向目标市场提供适合消费者需求的有形和无形产品,包括产品的质量、品种、特色、规格、式样、包装、商标、品牌以及各种服务措施等。其实质是对产品各种可控因素的组合。

2. 价格策略(price strategy)

价格策略是指企业要按照市场规律和企业、行业特点,制订不同的价格策略,包括产品的基本价格、付款期限、折扣、商业信用、定价方法、定价技巧等组合。

3. 渠道策略(place strategy)

渠道策略也叫分销策略,主要是指合理地选择和组织分销渠道、商品流通方式,以实现营销目标,具体包括渠道覆盖面、中间商、网点设置、商品流转环节、储存运输等组合。

4. 促销策略(promotion strategy)

促销策略是指企业利用信息传播手段,刺激消费者的购买欲望,促进产品销售,实现营销目标,包括人员推销、营业推广、广告、公共关系等组合。

4P 理论作为营销理论的基础框架,以企业的经营为出发点,认为企业营销活动的效果受内部、外部环境两种因素的影响。内部环境包括产品、价格、渠道和促销等,是可控因素;外部环境包括政治、法律、人文、经济和地理环境等,是不可控因素。企业的营销活动是通过对内部可控因素的计划和实施,并对外部不可控因素做出积极的动态反应的过程,进而促成交易,完成营销目标,实现企业利益和社会价值。

(二) 4C 理论

针对 4P 理论在应用过程中存在的问题,美国营销理论专家罗伯特·劳特朋教授提出了 4C 理论。相较以企业经营为出发点的 4P 理论,4C 理论则以消费者需求和期望为出发点,重新设定了分别代表顾客(customer)、成本(cost)、便利(convenience)和沟通(communication)四个市场营销组合策略。

1. 顾客

这里的顾客即消费者,其代表的含义是消费者的需求和期望。该理论要求企业必须以消费者需求为基础提供产品,而不是先考虑企业能生产什么产品,而且企业在提供产品或服务的同时,还必须考虑顾客价值,即产品为消费者带来的核心利益和对产品或服务的满足感。换言之,消费者满足感越大,顾客价值越高,消费者用较低的价格买到相同的产品所获得的顾客价值更高。

2. 成本

4C 理论认为产品或服务的成本不仅包括生产成本,还包括从消费者角度理解的成本,即购买成本。消费者的购买成本不仅包括货币支出,还包括其购买产品过程中所消耗的时间、精力、体力及购买风险等。

3. 便利

便利是指消费者购买产品或服务的方便性,以及使用便利性。企业的分销策略要充分考虑消费者的便利性,提供满意的售前、售中及售后服务。

4. 沟通

沟通是指在营销过程中与消费者的沟通与交流,是取代 4P 理论中促销策略的一种存在。4C 理论认为,企业应与消费者进行积极有效的双向交流,而不再是企业单向地促销和劝导消费者消费,它是在双方的沟通交流中找到同时实现各自利益目标的营销策略。

总体上,4C 理论相比 4P 理论有了很大的发展,其重心是以消费者需求为导向。但对于企业营销实践和社会经济发展趋势而言,4C 理论依然没有体现长期拥有和维护消费者关系的营销思想。

(三) 4R 理论

为解决 4C 理论的不足,美国学者唐·舒尔茨在 4C 理论基础上提出了 4R 理论,即关联(relevance)、反应(reaction)、关系(relationship)和回报(reward)。

1. 关联

关联即企业与消费者建立紧密关系。在竞争激烈的市场环境下,消费者的忠诚度是动态变化的,为维系和提高消费者的忠诚度,企业必须通过有效的方式与消费者建立联系,在业务和需求等方面将消费者与企业联系在一起,减少消费者流失,提高消费者忠诚度,以维持长期而稳定的市场。

2. 反应

反应是指企业提高对市场供求关系变化的反应速度,及时了解消费者的需求和期望并做出应对,以满足消费者的需求,建立稳定的细分市场。

3. 关系

关系是指维护企业与消费者之间的互动关系。4R 理论认为企业抢占市场的关键在于与消费者建立长期而稳定的关系,通过沟通让交易变成企业责任,让消费者变成用户,从而建立起企业与消费者的互动关系。

4. 回报

这里所说的回报是指企业在营销过程中获得的短期和长期的利润。利润是消费者消费的结果,所以回报是从消费者群体中获得。因此,回报是维持市场关系的必要条件,也是营销发展的动力,好的营销组合策略最终能给企业带来稳定的价值。

(四) 市场营销新发展

随着信息技术的不断发展和进步,以网络技术为基础的大数据和物联网服务促使越来越多的企业将营销策略与网络技术、多媒体技术及数字交互技术进行整合,深入挖掘消费者的消费数据,使企业能够更加准确地洞察和掌握消费者的消费行为和偏好,这让市场营销变得更加高效和精准,由此也产生了一系列如精准营销、数字新媒体营销及体验式营销等营销新模式。

第三节 产品营销与服务营销

一、产品与产品营销

(一)产品的概念和特征

1. 产品的概念

狭义的产品专指企业生产出来的有形的物品。这一概念很容易理解,如治疗高血压的药物、各类功能性保健食品、康复理疗仪器设备等均属于狭义概念的产品,是有形的产品。

广义的产品是指企业为满足目标市场的需求所提供的商品或服务组合。这里的产品可以理解为:能被人们使用和消费并能满足人们某种需求的任何事物,包括有形的物品、无形的服务、组织、观念或它们的组合。如对慢性病人群提供疾病预防与控制的药物和健康管理服务,后者包括健康体检、疾病风险评估及健康干预等。

2. 产品的特征

从狭义的产品概念角度来讲,产品特征是产品本身的材料和性能等所形成的特色。产品的特征一般包括产品的外形、质量、功能、商标和包装等,它是吸引消费者的载体。

对有形产品进行特征分析,可以得到以下几个方面的特征要点。

(1)可观察性:这一特征是指产品本身的有形性和其效用能被消费者所感知的程度。如消费者因长期肩颈不适,曾购买过几款按摩设备,效果都不理想,当他看到一款样式新颖的肩颈按摩仪器时,直观感觉效果不错,价格也比较合理,他想试用一下。这里的消费者对产品的感知即是产品的可观察特征。

(2)可试用性:该特征是指某种产品所能提供的有限试用次数或分成微小数量可供试验的程度。如某按摩仪支持七天无理由退换货,商场水果、糕点试吃等,即是利用了产品的可试用特征。

(3)兼容性:该特征是指产品与消费者的认知、行为及消费偏好相一致的程度。消费者在感知和试用某产品之后,会有自己的主观判断,包括喜欢与否及喜欢程度、对产品质量与功能的满意度、与心理预期的一致性程度等。

(4)可操作性:该特征是指产品对于消费者而言在理解和使用时的容易程度,主要体现在产品使用上的简单易操作,功能上便于理解和接受。

(5)效益周期性:该特征是指消费者体验或使用产品所获得的益处的时间长短。

(6)品牌效应:该特征是指产品或品牌对消费者的意义,以及消费者在购买产品中所获得的体验。

(二)产品营销的内涵

产品营销的内涵主要包括三个方面,即产品功能营销、产品价值营销和产品认知营销。在制订营销策略时,需要考虑产品的特点、目标市场及消费者的需求和行为,根据具体情况灵活运用,以实现最佳的营销效果。

1. 产品功能营销

产品功能营销侧重于产品的功能和实用性。例如,销售一款新型的智能运动手表,那么产品功能营销可能包括展示手表的多种功能,如计步、心率监测、睡眠监测等。通过强调这些功能,消费者可以更好地理解产品的优点,并决定是否购买。

产品功能营销在很大程度上是让消费者接收大量的产品信息,但最终消费者是否产生了实际的行为转变取决于消费者接收的信息是否对其产生了内在的"化学反应"。因此,从消费者心理与认知的角度出发,产品功能营销作用的发挥可能会导致三种结果,一是消费者接收到了大量信息而失去了焦点;二是消费者接收到了信息但没产生"化学反应";三是消费者产生了"化学反应"但没有超过阈值。为解决以上问题,经营者一定要深刻理解"流量"这一概念,这里所说的"流量"包括消费者数量、消费者需求和消费者焦点三个条件,这三个条件同时满足则成交量将大大提高。

2. 产品价值营销

产品价值营销侧重于产品的价值,以及它如何满足消费者的需求。例如,销售一款新型的空气净化器,那么产品价值营销可能包括宣传净化器能改善室内空气质量,从而改善居住环境和健康状况。通过强调这些价值,消费者可以更好地理解产品的益处,并决定是否购买。

对于大品牌而言,则相对容易,如某知名人寿保险广告,就是借用了知名篮球运动员的名人效应和公司的品牌效应,其价值营销的"能量"效应不言而喻。但对于小品牌讲大话就完全没有影响力,即没有"能量"作用。因此产品价值营销关键要解决两个问题,一是差异化,二是传播性。差异化要求在传递产品基本功能信息的同时更要体现出产品对消费者的价值感,以此撬动消费者的消费行为。传播性则要求开发出消费者的情绪消费、情感消费和功利消费心理,即采取喜闻乐见、感同身受和对我有用的营销手段。

3. 产品认知营销

产品认知营销侧重于建立品牌认知度和品牌忠诚度。例如,销售一款高端的化妆品,那么产品认知营销可能包括宣传品牌的独特性、高品质和与消费者身份相符的形象。通过强调这些认知,消费者可以更好地理解品牌的价值,并决定是否购买。

产品认知营销属于触发式营销,营销过程中基本不提产品功能,也不讲消费者价值感,不激发情绪消费,更没有利用情感消费。传递的产品信息相当有限,但它或利用场景驱动、或利用条件反射,将两个本不相关的事物联系起来,以此形成认知消费。

(三) 产品营销的技巧

在当今市场竞争激烈的环境下,企业需要综合运用各种营销技巧,从市场调研与分析、产品定位与定价策略,到促销策略与渠道拓展、品牌建设与维护,再到营销沟通与传播、客户关系管理,以及数字营销与社交媒体运用、竞争策略与合作机会,最后到可持续性与社会责任的关注等,这些环节共同构成了产品营销的核心内容。

1. 市场调研与分析

市场调研是产品营销的基础,它包括对目标市场的了解、对竞争对手的研究,以及对市场趋势的洞察。通过收集和分析这些数据,企业可以更好地了解市场需求和竞争态势,为后续的营销决策提供重要依据。

2. 产品定位与定价策略

在明确了解市场和竞争情况后,企业需要确定产品的定位和定价策略。产品定位需要紧密结合目标市场的需求和价值观,以使产品在消费者心中占据独特的位置。定价策略则需要综合考虑产品的成本、竞争状况及消费者的购买心理,以确保产品具有竞争力。

3. 促销策略与渠道拓展

促销策略和渠道拓展是产品营销的重要组成部分。企业需要通过各种促销活动,如限时折扣、满额赠品等吸引消费者的购买欲望。同时,企业还需要积极拓展销售渠道,如线上电商平台、实体门店、合作伙伴等,以扩大产品的覆盖面和影响力。

4. 品牌建设与维护

品牌是产品的核心资产,因此,品牌建设与维护在产品营销中至关重要。企业需要通过建设独特的品牌形象、口碑和声誉,提升消费者对产品的信任度和忠诚度。同时,企业还需要持续关注和维护品牌形象,防止因负面信息导致的品牌价值受损。

5. 营销沟通与传播

营销沟通与传播是连接企业和消费者的桥梁。企业需要通过各种营销渠道,如广告、公关、内容营销等,将产品的信息传达给目标消费者。同时,企业还需要制订合适的营销沟通策略,如创意广告、社交媒体互动、线上直播等,以提高营销效果。

6. 客户关系管理

客户关系管理是产品营销中容易被忽视的重要环节。企业需要建立完善的客户关系管理体系,包括客户信息管理、售后服务、客户满意度调查等。通过良好的客户关系管理,企业可以增强消费者的忠诚度和口碑传播,从而提高市场份额和营利能力。

7. 数字营销与社交媒体运用

数字营销与社交媒体已经成为现代产品营销的重要工具。企业可以利用数字营销手段,如搜索引擎优化、关键词广告等,提高产品的在线可见度。同时,企业还可以利用社交媒体平台,如微信、微博、抖音等,与消费者进行互动,提高品牌知名度和美誉度。

8. 竞争策略与合作机会

在市场竞争中,企业需要分析竞争态势,制订合适的竞争策略。例如,企业可以通过差异化定位、提高产品质量和服务水平等方式,与竞争对手区分开来。此外,企业还可以寻找合作机会,与其他企业或机构开展战略合作,共同开发市场和资源,提高整体竞争力。

9. 可持续性与社会责任的关注

在产品营销中,企业需要关注可持续性与社会责任。通过将可持续性融入产品设计和生产过程中,企业可以减少对环境的影响,树立环保和可持续发展的良好形象。同时,企业还可以积极参与社会公益活动,关注社会责任和公益事业,提高企业的社会声誉和公信力。

总之,产品营销是一个综合性的过程,从市场调研开始到最后的产品销售,每个环节都至关重要。通过深入了解市场需求、明确产品定位、制订合适的定价策略、开展促销活动、建立和维护品牌形象、优化营销沟通和传播、加强客户关系管理、利用数字营销和社交媒体工具、制订竞争策略以及关注可持续性和社会责任,企业可以更好地实现产品营销目标,提高市场份额和营利能力。

二、服务与服务营销

(一)服务的概念和特点

1. 服务的概念

现代社会,服务已经成为企业获取竞争优势的重要手段。然而,对于"服务"这个概念,许多人并不清楚其具体的定义与特性。服务是指一系列行为或动作,这些行为或动作旨在满足客户的需求和期望,它是一种非实物形态的输出,通常是无形的,并为客户带来某种利益或满足感。在当今的经济环境中,服务行业正逐渐取代制造业成为经济增长的重要支柱。

2. 服务的特性

(1)无形性:服务是一种无形的产品,无法像实体产品一样用形状、大小、重量等属性来描述。

(2)不可分离性:服务的提供和消费通常同时进行,无法像实体产品那样可以分开。

(3)异质性:由于服务一般是由人提供的,而人的技能、经验、情绪等都会影响服务的质量,因此服务的质量往往存在较大的差异。

(4)客户参与:服务需要客户的积极参与,客户在服务过程中扮演着重要角色。

(5)不可储存性:由于服务的无形性和不可分离性,服务无法像实体产品那样储存起来以备后用。

(二)服务类型与交付模式

根据不同的目的和需求,服务可以划分为多种服务类型和交付模式。

1. 服务的类型

按照不同的划分标准,服务可以分为多种类型。

(1)按类型划分可将服务分为信息技术服务(如以提供各种IT解决方案的服务包括系统集成、应用开发、数据处理等);业务流程外包服务(如将企业非核心业务外包给服务商的人力资源、财务、客户服务等);知识流程外包服务(如以知识密集型服务为主的市场研究、翻译、法律咨询等)。

(2)按目的划分可将服务分为营销服务(如提高品牌知名度、市场占有率的广告公司、公关公司服务等);人力资源服务(如提供招聘、培训、绩效管理等人力资源相关服务的猎头公司、人力资源咨询公司等)。

(3)按提供方式划分可将服务分为面对面服务(如与客户直接沟通交流的银行业务员、导游服务等);远程服务(如通过网络、电话等远程通信方式提供在线教育服务、远程医疗服务等);自动化服务(如利用人工智能、机器人等技术自动提供服务的自助值机、智能客服等)。

(4)按服务的内容和交付方式可以将服务分为现场服务、远程服务、紧急服务、预约服务等。

①现场服务:包括维修、安装、咨询等需要客户在现场进行的服务。例如,健康管理服务领域现场服务可以是健康相关软硬件设备的现场使用指导、健康咨询服务、推拿按摩服务、陪诊陪检服务等。

②远程服务:通过电话、邮件、在线聊天等方式提供的远程支持和服务。例如,预防心血管事件的预适应训练仪的技术支持、健康体检公司的在线咨询服务等。

③紧急服务:对客户的紧急需求进行快速响应和处理,如紧急维修、紧急救援等。

④预约服务:客户提前预约特定的服务时间和内容,如预约理疗、艾灸、美容美体、健康体检等。

2. 服务的交付模式

服务的交付模式是指将服务从提供者传递至消费者的方式。常见的服务交付模式主要有面对面交付、远程交付和自动化交付等。在选择交付模式时,应根据服务类型、客户需求、市场规模等因素进行综合考虑,根据不同行业的特点和产品类型,以及信息化和人工智能的应用,分别选择合适的交付模式。同时,随着技术的不断进步,可以灵活采用混合交付模式,以充分发挥各种交付模式的优势。

（1）面对面交付：即服务双方近距离直接交付服务的一种模式。健康管理服务多数情况下属于此种模式，其优点是直接交流，易于建立信任和良好的客户关系。缺点是受时间和地点限制，成本较高，不容易大规模开展。

（2）远程交付：即通过互联网文字、音频、视频等现代化信息技术手段进行远程通信，以实现服务交付的一种模式。例如，一些健康信息科技有限公司依托实体医院开展互联网医院服务和远程健康管理服务，其优点是可以进行规模化服务。但这种模式可能存在沟通障碍，服务质量受技术条件和网络稳定性影响，不过随着技术的发展，存在的问题将很快得以解决，这种服务模式将被广泛应用。

（3）自动化交付：一种比较复杂的交付模式，主要是通过软硬件集成、信息化和人工智能等多种手段，更快地将产品和服务交付到客户手中的一种服务模式。它是在持续集成的基础上进行的，强调快速、可靠、可重复的交付过程。其优点是可提高效率，降低成本，实现全天候服务。不足之处是受技术限制，可能需要较高的初期投入和后期维护成本。

3. 服务的交付流程

服务的交付流程一般包括需求分析、服务规划、服务实施、服务评估四个环节，在交付过程中，应确保各环节的有效衔接和协同，以实现高质量、高效率的服务交付。

（1）需求分析：对客户的需求进行深入了解和分析，确定服务目标和范围。

（2）服务规划：制订详细的服务计划和服务方案，包括服务内容、时间表、资源分配等。

（3）服务实施：按照规划实施各项服务活动，包括面对面交流、远程服务、自动化服务等。

（4）服务评估：对服务效果进行评估，收集客户反馈，不断优化和改进服务。

4. 服务交付时常见问题与解决方案

在服务交付过程中，可能会遇到一些常见问题，如延迟交付、无法交付或交付质量无法保证等情况。如出现交付延迟情况（因各种原因导致服务未能按时交付），其解决方案包括制订严格的时间表并加强监控，及时调整计划以应对可能的延误；如出现交付质量无法保证、服务质量不稳定或不符合客户期望的情况，解决方案包括加强质量控制，建立完善的服务质量管理体系，确保服务符合客户需求等。

（三）服务战略与策略

为了在激烈的市场竞争中获得优势，企业需要制订合适的服务战略和策略。具体包括以下几个方面。

（1）定位目标客户：识别并理解目标客户的需求和期望，以便提供有针对性的服务。

（2）选择合适的服务渠道：根据客户偏好和需求，选择合适的交付模式和渠道，以提高服务的可用性和效率。

（3）制订服务营销策略：通过有效的营销手段，提高服务的知名度和吸引力，促进服务的销售和推广。

（四）服务质量管理与操作流程

1. 服务质量管理

服务质量是客户对服务满意度的重要影响因素。为了提高服务质量，企业需要采取以下措施。

（1）建立服务质量管理体系：制订详细的服务质量标准和规范，并对服务提供者进行培训和认证，确保服务质量的一致性和可靠性。

（2）进行服务质量评估：通过客户反馈、满意度调查等方式，定期评估服务质量，发现问题并及时改进。

（3）处理客户投诉：积极响应和处理客户的投诉和建议，以改进服务质量，提高客户满意度。

2. 操作流程

为了提供高效优质的服务，企业需要制订明确的服务流程和操作规范。具体包括以下操作流程。

（1）服务请求受理：及时响应并记录客户的服务请求，了解客户的需求和期望。

（2）服务内容确认：对客户的服务请求进行确认和分析，制订合适的服务计划和方案。

（3）服务进度追踪：在服务过程中，及时向客户反馈服务进度和状态，确保服务的顺利完成。

（4）服务后续跟进：在服务完成后，对客户进行回访和跟进，了解客户对服务的满意度和建议，以便改进服务质量。

（五）服务技术应用与市场定位

随着科技的不断发展，越来越多的新技术被应用于服务领域，人工智能（AI）、大数据和云计算等技术在服务中的应用日益广泛。这些技术的应用可以帮助企业提高服务效率和质量，提升客户体验和满意度。例如，人工智能可以用于智能客服、智能推荐等服务；大数据可以分析客户行为和需求，帮助企业更好地了解客户需求和市场趋势；云计算可以提高服务的可用性和扩展性，满足客户不断增长的需求。

在制订服务策略时，企业需要考虑如何根据市场需求和成本分析来定价。这涉及服务的成本、市场需求、竞争状况，以及目标客户群体的购买能力和消费心理等多个因素。在确定价格时，企业需要权衡这些因素，以制订既能覆盖成本又能满足市场需求的价格策略。此外，企业还需要根据目标客户群体的特点和需求来定位服务市场，确定合适的市场推广和营销策略，以提高服务的吸引力和竞争力。

（六）服务营销与技巧

1. 服务营销的概念

服务营销是企业在现代市场竞争中不可或缺的一部分。服务营销是指企业通过提供优质的客户服务，增强客户满意度和忠诚度，从而实现企业利润和市场份额的增长。在当今竞争激烈的市场环境中，服务营销对于企业的成功至关重要。

2. 服务营销技巧

服务营销不同于产品营销，服务营销更注重客户的心理感受和满意度，因此在服务营销过程中，首先要做好客户调查，深入了解客户需求特点和期望度，有针对性地对提供服务的员工进行培训，提高员工的客户服务意识、沟通技巧及创新服务能力等。

（1）客户调查：服务营销的重要技巧之一。企业需要通过调查了解客户的需求、期望和行为，从而提供符合客户期望的服务。客户调查可以帮助企业识别市场机会，制订有针对性的服务策略。

（2）员工培训：员工是服务营销的关键因素之一。企业需要通过培训提高员工的服务意识和技能水平，从而为客户提供优质的服务。员工培训可以帮助企业提高员工满意度和忠诚度，降低人员流失率。

（3）沟通技巧：沟通是服务营销的重要环节之一。企业需要与客户建立良好的沟通渠道，及时了解客户的反馈和意见,从而提供符合客户期望的服务。沟通技巧可以帮助企业与客户建立良好的关系,提高客户满意度和忠诚度。

（4）服务创新:在当今市场竞争激烈的环境下,服务创新是提高企业竞争力的关键。企业需要通过创新提供独特、有吸引力的服务,从而吸引更多的客户。服务创新可以帮助企业提高市场份额和利润,增强客户满意度和忠诚度。

3. 服务营销的应用

服务营销在很多行业中的应用已经取得了显著的成果,但企业应根据自身情况和行业特点,灵活运用服务营销的技巧,以实现企业利润和市场份额的增长。下面列举服务营销在不同行业的具体应用。

（1）医疗保健:医院和诊所通过提供专业的医疗服务、舒适的就诊环境和良好的沟通技巧,增强客户满意度和忠诚度。

（2）金融服务:银行、保险和证券公司通过提供个性化的金融咨询服务,增强客户满意度和忠诚度。

（3）零售业:百货公司、超市和线上零售商通过提供优质的购物体验、售后服务和会员权益,增强客户满意度和忠诚度。

（4）旅游业:旅行社和酒店通过提供个性化的旅游套餐、优质的服务和良好的住行体验,增强客户满意度和忠诚度。

总而言之,服务营销对于企业的成功至关重要。企业需要通过提供优质的服务,增强客户满意度和忠诚度,从而实现利润和市场份额的增长。在市场竞争激烈的环境下,企业需要灵活运用服务营销的技巧,不断进行服务创新,以吸引更多的客户。同时,企业也需要关注员工在服务营销中的作用,通过培训提高员工的素质和服务水平。最后,企业要建立完善的服务营销体系,不断提高自身的竞争力,实现可持续发展。

第二章

健康管理服务与营销

美国学者保罗·皮尔泽在《财富第五波》中提出:"人类先后经历了机械化时代、电气化时代、计算机时代和信息网络时代,那么当前汹涌而至的则是一个更富人性、更具想象力的健康保健时代。"意指第五波造富浪潮正围绕大健康产业展开,而这场浪潮也是围绕着作为消费者的生命个体的健康的造福活动,只有这样,健康产品与服务的供给才能转化为财富。可以说健康管理服务是人类更高层次的需求,随着健康管理服务行业的发展,我国健康管理服务与营销的实践活动有着更加广阔的前景。

第一节 健康管理服务的概念与特征

被称为现代经济学之父的亚当·斯密认为,劳动分为生产性劳动和非生产性劳动,生产性劳动创造可以储存的产品,进而进行交换以换取货币来创造财富;而非生产性劳动即服务,在市场交换过程中会消失,因此服务并不创造财富。法国经济学家让·巴蒂斯特·萨伊则用"非物质产品"一词来形容服务。不同时期的研究者对服务的定义有所不同,但其本质相同,即服务是以人的活动为基础,以满足消费者的需要为目的,为消费者提供满足的过程。服务产生的附加价值或直接价值逐渐得到认可。

一、健康管理服务的概念

健康管理服务属于服务范畴,自从健康管理的概念在美国保险行业产生之后,国内外学者开始了对健康管理服务的界定和研究。健康管理是作为市场化的健康服务出现的,在美国已经开展了30多年的研究与实践,其服务内容主要包括健康评估、健康教育、营养与血脂水平干预、高血压管理、体重管理、运动管理、生活方式管理和行为矫正、压力管理等,而且投入产出效果好的健康管理服务主要在工作场所。因此,美国的健康管理服务主要包括三个层次,即提高健康认知水平、改变生活方式以及建立支持性环境。

从世界范围来看,健康管理的概念并没有一个统一的标准,如将健康管理等同于公共健康服务,以变被动健康为主动健康的健康维护理念,将健康管理列为医疗卫生体制范畴,以及把健康管理作为对健康进行投资的一系列服务的总和,等等。

健康管理传入我国后,经过专家学者的研究与实践,在国内达成了一个共识性的概念,即"以现代健康概念(生理、心理和社会适应能力)和新的医学模式(生理-心理-社会)以及中医'治未病'为指导,通过采用现代医学和现代管理学的理论、技术、方法和手段,对个人或群体健康状况及其影响健康的危险因素进行全面检测、评估、有效干预与连续跟踪服务的医学行为及过程。"不难看出,健康管理的概念是一个过程,即健康管理服务过程。

二、健康管理服务的分类

健康管理服务既可以按照服务的不同标准进行划分，又可以按照服务的特殊性进行单独划分。健康管理服务隶属于服务范畴，但又是一个综合性的领域，涵盖了从身体检查到心理健康支持等多个方面，通过全面了解并应用这些服务，可以更好地管理个人和群体的健康状况，提高生活质量。表 1-2-1 为产业门类中健康管理服务行业的分类与主要内容。

表 1-2-1　产业门类中健康管理服务行业涉及的内容

一级门类	二级门类	三级门类
健康服务业	医疗服务	医疗服务机构、健康护理机构、卫生行政机构等
	健康保险	商业健康保险
	健康管理	健康体检、健康咨询、健康干预、健康促进、母婴照护、家庭医生、家庭护理、陪诊服务等
	健康养老	养老服务业、养生服务、养心服务、养老地产等
	健康教育	健康教育培训、营养及运动指导、健康文化创意、健康文化传承等
	健康旅游	健康度假、养生旅游、休闲修心、体育旅游等
	第三方健康服务	医学检验/影像、医疗服务评价、健康市场调研、研发服务外包、医药科技成果转化等
	健康信息科技	远程医疗、健康系统数字化、健康信息服务等
	药品营销	生物医药、化学药、中成药等
	健康器械营销	专用医疗器械、家用医疗器械、移动医疗设备、康复辅助器械、美容健身器械等
	健康/保健食品	保健食品、绿色食品、绿色休闲食品等
	日用健康产品	护肤品、日常保健用品、日常健康用品等

（一）按服务内容划分

1. 预防保健服务

预防保健是为了预防疾病的发生而采取的措施，包括疫苗接种、健康咨询和健康评估等。疫苗接种是预防传染病的重要手段，通过接种疫苗可以有效地避免疾病的发生。健康咨询包括定期的体检、营养咨询、心理健康咨询等，可以帮助人们及时发现潜在的健康问题并采取相应的措施。健康评估则是对个人或群体的健康状况进行全面的评估，包括生活习惯、家族病史、身体状况等方面，以确定个人或群体的健康风险。

2. 医疗服务

医疗服务是为了治疗疾病而提供的一系列服务，包括全科医疗、专科医疗和医疗救援等。全科医疗是初级医疗服务，提供全面的医疗保健，包括诊断、治疗、预防和健康管理等服务。专科医疗则是针对特定疾病或病症提供的专业医疗服务，如心脏病科、肿瘤科等。医疗救援是指在突发事件或紧急情况下提供的紧急医疗服务，如急救中心、紧急救援服务等。

3. 康复服务

康复服务是为了帮助身体受到损伤或患有疾病导致功能障碍的人恢复健康而提供的一系列服务，包括康复治疗、康复评估和康复教育等。康复治疗包括物理治疗、职业治疗、言语治疗等专业服务,帮助患者恢复身体功能和自理能力。康复评估则是通过对患者进行全面评估,制订个性化的康复计划,以达到最佳的康复效果。康复教育则是为了帮助患者更好地适应日常生活和工作,提高生活质量而提供的教育和培训。

4. 长期护理服务

长期护理是指为需要长期卧床护理、日常护理和家政服务的人提供的一系列服务。长期卧床护理是指为身体无法行动或长期卧床的患者提供的护理服务,包括专业的医疗护理和生活照顾。日常护理则是指为患有慢性病或其他需要长期照顾的患者的日常生活提供的护理服务,如饮食照顾、清洁卫生护理等。家政服务则是指为家庭提供的家庭护理和家政服务,如照顾儿童、老年人,家庭保洁等。

5. 健康教育服务

健康教育是为了提高人们健康知识水平和技能而提供的一系列服务,包括营养指导、运动指导、心理疏导等。营养指导是指为个人或群体提供的营养建议和饮食计划,帮助人们改善饮食习惯和生活方式。运动指导则是为个人或群体提供的运动计划和建议,帮助人们提高身体素质和健康水平。心理疏导则是为个人或群体提供的心理辅导和心理健康服务,帮助人们改善心理健康状况和生活质量。

(二)按健康管理服务流程划分

1. 健康体检与健康档案服务

健康体检是通过定期对个人身体进行检查,发现潜在的健康问题,评估身体状况,并制订相应的健康建议。体检内容包括身体指标检查,如身高、体重、血压、血糖等,以及影像检查,如X光、B超等,健康体检是健康管理服务的首要环节,是预防疾病的重要手段。健康档案服务的目的是帮助个人建立完整的健康档案,记录既往病史、手术史、药物过敏史等,为后续的健康跟踪和管理提供基础依据。健康档案还包含个人健康信息的动态更新。

2. 健康评估

健康评估是对个人进行全面的健康评价,包括身体状况、生活习惯、家族病史、疾病史等方面。通过评估,可以了解个人当前的身体状况和健康风险,为后续的健康指导提供依据。

3. 健康干预

针对评估中发现的健康危险因素和健康问题,可以制订个性化的健康干预措施,包括饮食调整、运动计划、休息安排等方面的干预与指导。

4. 健康咨询与指导

健康咨询是在健康管理师的指导下,获得有关常见病和多发病的预防和治疗建议,以及个性化的健康建议和心理健康支持,帮助个人应对压力和情绪问题。健康指导是健康管理师基于个人的身体状况和健康需求,制订的个性化健康计划,包括合理的饮食、适度的运动、充足的休息等方面的指导。健康咨询与指导的方式可以是一对一的面谈,也可以是电话、互联网等远程沟通方式。

5. 健康跟踪与持续健康管理服务

通过定期的健康跟踪,可以及时发现个人的健康问题,并给予相应的建议和干预,促进个人的健康生活。健康跟踪还可以评估健康计划的实施效果。持续健康管理服务是在个人或群体接受健康管理服务后,继续为其提供长期的管理和支持,包括定期的健康检查、咨询、指导、教育等,以帮助个人或群体保持良好的健康状态。

（三）按健康管理的对象划分

1. 以疾病为对象划分

（1）心血管疾病管理。包括对高脂血症、高血压等心血管疾病的监测、预防和治疗建议，以及相关的生活方式干预和营养建议。

（2）糖尿病管理。包括全面的糖尿病诊断、治疗和监控，针对并发症的预防和护理，以及相关的生活方式干预和营养建议。

（3）心理健康支持。是指专业的心理咨询、心理治疗服务以及心理疏导，帮助人们缓解压力，调整心态，提高心理健康水平。

2. 以人群为对象划分

（1）妇女健康与生育保健。是指为妇女提供全面的健康管理和产后康复保健服务，以及孕产期和更年期的健康指导。

（2）儿童与青少年健康管理。是指涉及儿童的日常健康管理、疫苗接种和常见病的治疗，以及青少年的心理健康和生长发育监测。

（3）老年健康与慢性病护理。是指为老年人提供慢性病管理、日常护理和养老服务，包括高血压、糖尿病等疾病的监测和健康指导。

（四）按健康管理服务的具体表现形式划分

1. 健康讲座

定期举办健康讲座，邀请专业医生讲解健康知识，为个人的健康生活提供更多指引。参加健康讲座可以学习到最新的健康资讯和科学的生活方式。

2. 健康调查

定期进行健康调查，了解个人对健康管理的意见和建议，以促进健康管理服务的改进。调查结果可以为优化服务内容和提高客户满意度提供参考。

3. 健康俱乐部

创建健康俱乐部，为客户提供更多健康活动的选择，鼓励客户参与更多的健康活动。这些活动可能包括健身课程、瑜伽练习、营养讲座等，以帮助客户维持和促进健康。

实际上健康管理服务种类很多，除了上述分类外，按营销模式可以将客户分为低端、中端、高端、VIP客户等；按客户工作领域可划分为企业、机关、事业单位等；按服务具体内容可划分为慢性病管理、体重管理、运动管理、控烟管理、限酒管理、睡眠管理、压力管理等；按健康状态可划分为健康、亚健康、亚临床、疾病、特殊生理时期状态等的健康管理服务。

（五）按其他划分

1. 中医养生与康复

中医养生与康复是指传承中医养生和康复理念，为人们提供艾灸保健、拔罐、推拿按摩、理疗等健康管理和康复指导服务。

2. 基因检测与精准健康管理

基因检测与精准健康管理是指通过基因检测技术为人们提供更加精准的健康管理方案和临床就医建议。

三、健康管理服务的特征

健康管理作为一种特殊的服务类产品，具有多种独特的特征。健康管理服务的提供者，应科学、全面地了解和准确把握健康管理服务的特征。在实际工作中,以消费者的健康为核心,对健康服务的项目进行优化设计、服务提供、质量控制和绩效考评,能有效提高服务质量和人群健康水平,在提供优质服务的同时获得良好的经济效益和社会效益。

(一) 无形性

健康管理服务的提供是按照消费者的健康需求进行个体健康信息采集、分析和评估,并以此为基础进行个性化的健康危险因素干预和康复理疗,最终达到健康促进和健康改善目标的过程。健康管理服务的无形性主要体现在消费者在消费之前是无法看到或感受到,也无法用大小、形状、质地和触觉等标准来衡量和描述的,这给消费者的购买行为带来不确定性,消费者的购买决策主要依据机构的服务承诺和对其软硬件实力及经验成果的感受。

(二) 不可分割性

在健康管理服务中,消费者与服务提供者是一个整体,共同参与并推动服务的展开。消费者不仅是服务的接受者,更是服务的积极参与者和推动者。他们的需求、反馈和意见贯穿服务的始终,为服务提供者提供宝贵的信息,以便其更好地调整和完善服务。

同时,健康管理服务的不同阶段和内容之间也是不可分割的。从初次筛查和评估,到制订个性化的健康管理计划,再到执行计划并对效果进行监控和评估,所有的步骤都是环环相扣、相互联系的。任何一个环节的缺失或不完善都可能影响到整体的效果。

此外,健康管理服务的不可分割性还体现在服务机构内部的协作上。服务提供者包括医护人员、营养师、心理咨询师、运动教练、康复理疗师等不同专业背景的人员,他们必须紧密协作,才能提供全面、综合的服务。每个人都以自己的专业知识和技能为整体服务做出贡献,同时又依赖于其他人的支持和配合。

(三) 不稳定性

健康管理服务的不稳定性体现在需求多变、技能要求高、服务质量难以保证、健康数据的安全和隐私保护问题、法规和政策的影响以及技术更新迅速、难以量化和标准化、供需不平衡等方面。

1. 需求多变

随着时间的推移,消费者的需求不断变化,这给健康管理服务带来了一定的挑战。为了满足不同消费者的需求,服务提供者需要对市场趋势和消费者需求进行持续的关注和调研,以便及时调整和改进服务内容和质量。

2. 技能要求高

健康管理服务涉及医学、保险、法律等多个领域的知识,因此对服务提供者的技能要求较高。为了提供高质量的服务,服务提供者需要具备丰富的专业知识和技能,同时需要不断学习和更新知识,以适应不断变化的市场需求。

3. 服务质量难以保证

在健康管理服务中,服务质量是一个重要的问题。由于服务提供者的素质差异,以及服务流程的规范性、服务效果的评估等方面难以保证,服务质量往往存在一定的不确定性。为了提高服务质量,服务提供者需要建立完善的服务流程和质量控制体系,同时加强服务提供者的培训和管理,确保服务提供者具备专业素养和责任心。

4. 健康数据的安全和隐私保护问题

健康管理服务需要处理大量的客户健康数据,包括个人信息、病史、检查结果等敏感内容。

一旦发生信息泄露或滥用,将给客户带来严重的困扰和安全隐患。因此,服务提供者需要采取严格的数据保护措施,确保数据的安全性和隐私性。

5. 法规和政策的影响

不同地区、不同国家的法规和政策存在差异,对健康管理服务的提供者和消费者都有一定的影响。例如,某些国家和地区可能对健康保险、医疗等方面有特定的法规和政策要求,这将对健康管理服务提供的内容和质量产生影响。服务提供者需要了解并遵守相关法规和政策,以确保服务的合法性和规范性。

6. 技术更新迅速

随着科学技术的不断进步,新的健康管理技术和方法不断涌现,使健康管理服务变得更加高效和便捷。然而,这也给服务提供者带来了挑战。为了保持竞争力,服务提供者需要持续关注并掌握最新的健康管理技术和发展动态,以便及时引入并优化自身的服务模式和流程。

7. 难以量化和标准化

健康管理服务涉及多个维度和指标,如身体状况、心理状况、生活方式等,这些指标难以完全量化和标准化。这也导致了服务质量难以完全控制和评估,给服务的稳定性和一致性带来了一定的困难。为了提高服务的可量化和标准化程度,可以制订相应的服务标准和操作规范,明确服务内容和质量要求,从而更好地控制和评估服务质量。

8. 供需不平衡

在健康管理服务市场中,往往存在供需不平衡的问题。一方面,由于优质的服务资源有限,部分地区或国家的服务市场可能出现供不应求的情况;另一方面,部分地区或国家可能存在服务资源过剩的现象。为了解决供需不平衡的问题,需要寻找平衡供需的方法和策略。例如,可以通过提高服务资源的可及性和公平性来扩大供给;同时,可以通过引导消费者理性消费,提高消费者对服务的认知度和需求度来调节需求。

(四) 客户满意标准多变性

随着健康意识的提高,健康管理服务市场日益繁荣。然而,由于客户需求和期望的多样性,健康管理服务客户满意标准存在多变性。

1. 服务质量

服务质量是客户满意标准的重要因素之一。在健康管理服务中,服务质量主要指服务的专业性、可靠性和效果等方面。服务提供者需要具备丰富的专业知识和技能,能够提供全面、个性化的健康管理服务。同时,服务机构需要具备完善的服务流程和质量控制体系,以保证服务质量和效果。

2. 预期与感知

客户对健康管理服务的预期和感知也是客户满意标准的重要因素。客户预期主要指客户对服务等级、效果和服务成分等方面的期望。而感知则是指客户对实际接受到的服务的感受和认知。在健康管理服务中,客户通常会根据自己的需求和健康状况,对服务提出不同的预期和感知,因此服务提供者需要充分了解并满足客户的这些需求。

3. 个性化需求

健康管理服务需要满足客户的个性化需求。不同客户的健康状况、需求和偏好都存在差异,因此服务提供者需要根据客户的具体情况,提供定制化的服务。例如,针对高脂血症患者,可以为其提供专门的饮食和运动计划;针对老年人,可以为其提供家庭护理和康复服务等。

4. 服务和环境

客户对服务和环境的满意标准也影响了他们对健康管理服务的评价。在健康管理服务中，服务和环境主要包括交通便利、环境优美、服务设施等方面。良好的服务和环境能够提高客户的舒适度和信任度，从而增强客户对服务的满意度。

5. 价格与价值

在选择健康管理服务时，客户通常会考虑服务的价格与价值。价值包括服务的性价比、品牌知名度等，而价格则指客户需要支付的费用。客户通常认为高价值的服务应该对应合理的价格，而合理的性价比和品牌知名度可以提升客户的满意度。

6. 沟通与互动

有效的沟通与互动是提升健康管理服务客户满意度的关键因素。通过线上线下的沟通，服务提供者可以充分了解客户的需求和反馈，以便调整服务内容和质量。同时，通过及时响应客户需求和解决问题也能增强客户的信任感和满意度。

7. 服务连续性

健康管理服务需要具备服务连续性，以确保客户长期获得满意的服务。这包括建立完善的服务流程、确保服务质量稳定、提供后续服务等。通过保证服务的连续性，可以加强客户对服务提供者的信任，提高客户满意度。

8. 隐私与安全

保护客户的隐私与安全是健康管理服务中客户满意标准的重要组成部分。服务提供者需要采取严格的数据安全措施，确保客户个人信息不被泄露和滥用。同时，服务提供者应遵守职业道德操守，保护客户的隐私权益不受侵犯。

四、PDCA 循环在健康管理服务中的应用

PDCA(Plan-Do-Check-Act)是一种广泛应用于质量管理中的循环模型，也可用于健康管理服务。

1. P(Plan)计划

在 P 阶段，需要设定健康管理服务的目标，并制订相应的计划。这个计划应该基于对客户需求的了解，包括他们的健康状况、预期结果和偏好。此外，还应确定清晰的服务流程和标准，以及对应的评估指标。

2. D(Do)执行

在 D 阶段，需要实施健康管理服务的计划，这包括提供个性化的健康干预措施，如饮食指导、运动计划、疾病监测等。服务提供者需要严格按照计划执行，并及时收集客户反馈，以便对服务进行持续改进。

3. C(Check)检查

在 C 阶段，需要对健康管理服务的执行情况进行检查，这包括监控服务的质量、效果以及客户满意度。通过收集和分析数据，可以了解服务中存在的问题和不足，以便在后续的 A 阶段进行改进。

4. A(Act)行动

在 A 阶段，根据 C 阶段的结果采取相应的行动，这包括对服务流程的改进、服务提供者技能的提升、服务环境的优化等。行动应该明确，具有可操作性，并且及时跟进，以确保改进的有效性。

通过 PDCA 循环,可以不断提高健康管理服务的质量,并更好地满足客户需求。需要注意的是,PDCA 循环并非线性的,它是一个持续改进的过程,需要不断调整和完善。

第二节 健康管理服务产品

健康管理相关产品是指那些可以用于改善和维持个人或群体健康状态的产品和服务。2013 年国发 40 号文件《国务院关于促进健康服务业发展的若干意见》提出,健康服务业以维护和促进人民群众身心健康为目标,主要包括医疗服务、健康管理与促进、健康保险以及相关服务,涉及药品、医疗器械、保健用品、保健食品、健身产品等支撑产业。

可见,健康管理服务产品涵盖了多个领域,在实际生活中很难将健康管理商品和服务割裂开来,大多数健康管理机构提供的产品往往是商品和服务的综合体。现将健康管理相关产品按健康维护类产品、健康服务类产品、健康管理仪器设备进行分类介绍,方便理解。

一、健康维护类产品

健康维护类产品作为一类重要的健康工具,在帮助我们保持和改善健康方面发挥着至关重要的作用,一般是指能够直接或间接促进和改善人类健康的相关产品,包括不直接与人体接触的通过改善人的生活环境而起到促进健康作用的产品。下面主要介绍营养补充品、草药和自然疗法、健康食品和饮料、健康家居和环境产品、健身和运动设备、医疗设备和技术、精神健康产品和服务。

(一)营养补充品

营养补充品是我们健康维护的重要一环,它可以提供身体所需的营养物质,增强免疫力和新陈代谢。常见的营养补充品有人体所需的多种维生素、矿物质、蛋白质等。在选择营养补充品时,务必遵循科学的原则,根据自身情况适量选用。

(二)草药和自然疗法

草药和自然疗法是利用天然植物、草本药物或其他自然物质来促进健康的方法。如艾草等草药的应用历史悠久,在许多常见疾病的治疗中具有显著效果。自然疗法还包括按摩、针灸等非药物疗法,这些疗法可以帮助缓解压力、改善免疫系统。在使用草药和自然疗法时,应注意选择合格的专业人士进行指导,以确保安全有效。

(三)健康食品和饮料

健康食品和饮料对于我们的健康至关重要,良好的饮食习惯可以预防多种慢性病。健康食品包括各种新鲜蔬菜、水果、全谷类食物、瘦肉等;建议选择低糖、低卡路里、含矿物质的饮料,如白开水、茶、果汁等。在搭配饮食时,要注重多样性,保持均衡的营养摄入。

(四)健康家居和环境产品

健康家居和环境产品可以帮助我们营造一个舒适、健康的居住环境,如空气净化器、紫外线过滤器、防螨虫床上用品等。在选择这些产品时,要关注其质量认证和用户评价,确保其安全有效。同时,还要了解产品的使用方法,正确配置和操作,以保证其发挥最佳效果。

(五)健身和运动设备

健身和运动设备可以帮助我们进行适量的运动,增强身体素质和免疫力。常见的健身设备有跑步机、动感单车、哑铃等,运动设备包括球类、跳绳等。在选择合适的健身和运动设备时,要根据个人需求和实际情况进行选择,例如年龄、性别、健身目标等。此外,还要注意设备的正确使用方法,运动前热身、运动后放松,以防止运动损伤。

(六)医疗设备和技术

医疗设备和技术在我们的健康维护中扮演着重要角色。例如,血压计、血糖仪等家庭医疗设备可以帮助我们及时监测身体状况,在线或远程医疗咨询为我们提供了便捷的医疗服务和建议。在选择合适的医疗设备时,要根据个人需求和医生的建议进行选择,同时要学会正确使用这些设备。在寻求在线或远程医疗咨询时,要确保信息的安全性和准确性。

(七)精神健康产品和服务

精神健康对于我们的整体健康有着重要影响。精神健康产品和服务包括心理咨询、治疗服务、心理健康书籍等,它们可以帮助我们调节情绪、缓解压力、提升自我认知。在选择合适的精神健康产品和服务时,要关注产品的专业性和口碑,同时要学会正确使用这些产品和服务。例如,在寻求心理咨询时,要选择合适的心理咨询师,并遵循心理咨询师的建议进行配合治疗。

健康维护产品涵盖了许多方面,可以为我们提供全面的健康保障。在选择和使用这些产品时,我们要注意遵循科学的原则,选择合适的产品并正确使用,以维护自身的健康和幸福感。同时,也要了解各种产品的适用范围和使用方法,避免盲目跟风或过度依赖。最重要的是,关注自身健康状况,及时调整生活方式和寻求专业帮助,以保持身心健康的状态。

二、健康服务类产品

(一)健康咨询服务类

1. 健康咨询的定义与涵盖范围

(1)定义:健康咨询指的是通过健康咨询的技术与方法,为求助者的健康问题提供咨询服务。这涉及对个人或群体的身体、心理、社会和行为等方面的评估和建议,以帮助他们改善生活质量、预防疾病、促进健康。

(2)涵盖范围:健康咨询涵盖了许多领域,包括但不限于营养、生理、心理、社会和环境等方面。例如,营养咨询可能涉及饮食习惯、食物选择、饮食计划等;生理咨询可能涉及身体功能、疾病预防、药物治疗等;心理咨询可能涉及情绪管理、压力应对、心理治疗等;社会咨询可能涉及生活方式、社区资源、健康政策等;环境咨询可能涉及环境暴露、环境保护、生活环境等。

2. 服务形式

健康咨询服务可以以面对面、远程(如电话或在线)、自助式(如在线健康平台)等多种形式进行。专业的健康咨询师会根据咨询问题的性质和求助者的需求,选择合适的形式和手段,以确保咨询效果。

3. 寻求健康咨询的时机和人员

(1)寻求健康咨询的时机:当你对自己的健康状况有任何疑问或担忧时;当你想了解并改善自己的生活方式、饮食习惯、运动习惯时;当你面临心理健康问题,如压力、焦虑、抑郁等时;当你想了解和学习应对疾病的策略和方法时;当你想了解和使用各种健康服务,如医疗保健、康复治疗、心理健康服务等时。

(2)寻找合适的健康咨询师,可以参考以下几点:选择有资质认证的健康咨询师,如注册营养师、心理咨询师等,他们的专业知识和经验可以确保咨询的质量;选择与自己背景相似或理念一致的健康咨询师,这样可以更好地理解和接受咨询建议;根据个人喜好选择喜欢的咨询方式,如面对面交流、电话交流、在线交流等。

(3)健康咨询师的收费标准:不同的健康咨询师可能有不同的收费标准,要确保自己能够承担得起咨询费用,可以通过询问或查看相关机构的收费标准来了解。

(二)健康体检服务类

健康体检服务是一种全面的健康检查和管理方案,旨在早期发现潜在的健康问题,提供个性化的健康建议,并制订相应的健康计划。健康体检服务内容丰富,具体包括以下项目。

1. 身体状况评估和常规体格检查

在身体状况评估中,客户的身高、体重、血压、体温、心电图等指标将得到测量和分析。此外,医生还会了解客户目前正在服用的药物和过敏史等。

常规体格检查包括内科、外科、耳鼻喉科等方面的检查。医生会检查客户的皮肤、淋巴结、甲状腺、乳房、脊柱等部位,以发现潜在的健康问题。

2. 疾病史询问

在疾病史询问环节,医生会详细了解客户的既往史、手术史、过敏史等,这有助于发现潜在的健康风险和制订更准确的健康计划。

3. 血液、尿液、生化检测

血液检测包括血常规、血糖、血脂等指标的检测。这些指标可以反映客户的整体健康状况,如是否存在贫血、感染、炎症、糖尿病、高脂血症等问题。

尿液检测包括尿常规、尿蛋白等指标的检测。通过尿液检测,医生可以了解客户的肾脏功能、是否有尿路感染等问题。

生化检查包括肝肾功能等指标的检测,可以了解客户内脏功能及代谢情况。

4. 影像、心电图检查

影像检查包括 X 光、CT、MRI 等,用于发现潜在的健康问题,如肺部疾病、肿瘤、心脏病等。

心电图检查可以了解客户的心脏功能和电生理活动,及时发现心律失常、心肌缺血等问题。

5. 内窥镜检查

内窥镜检查包括胃镜、肠镜等检查,用于发现胃肠道内的病变,如胃炎、溃疡、息肉、肿瘤等。

6. 疫苗接种和抗体检测

根据客户的身体状况和需要,医生会建议接种合适的疫苗,并检测抗体水平,使客户免受相应疾病的侵害。

7. 健康管理咨询服务

根据检查结果,医生会为客户提供专业的健康咨询和指导,包括如何调整饮食、合理运动、改正不良生活习惯等。

医生会根据客户的身体状况、疾病史和健康需求,制订个性化的健康计划,包括预防措施、定期检查等。

8. 慢性病风险评估和家族遗传病筛查

医生会评估客户患慢性病的风险,如高血压、糖尿病、冠心病等,并提供相应的预防措施和建议。

通过基因检测等方法,医生可以筛查客户家族遗传病,如先天性遗传代谢病、癌症等,为客户提供及早预防和治疗的机会。

另外,健康体检服务还包括心理健康评估、运动和营养建议、睡眠质量评估、疾病筛查、定期复查和跟踪等。总之,健康体检服务是一个全面且细致的健康管理方案,通过定期的身体检查和专业的医疗指导,旨在帮助客户维持和提高身心健康水平,预防疾病的发生,以及及时发现和解决潜在的健康问题。

(三)体育健身服务类

当今社会,全民体育健身已经成为人们生活中不可或缺的一部分,它不仅可以提高身体素质,增强身体健康,还可以改善心理状态,提升生活质量。

1. 体育设施建设

在全民体育健身服务中,体育设施建设是基础和保障。政府部门需要加大投入力度,建设一批公共体育设施,如体育场、游泳馆、健身房等,以满足广大市民的体育健身需求。此外,还需要加强社区体育设施的建设,如社区运动场、健身器材等,让市民可以更加方便地进行体育活动。同时,还可建设大量的健身步道,为市民提供便捷的户外健身场所。

2. 健身课程推广与体育教育培训

在体育设施建设的基础上,全民体育健身服务还需要注重健身课程的推广。可以通过线上和线下渠道,推出各类健身课程,如瑜伽、普拉提、动感单车等,满足不同年龄段、不同人群的需求。同时,还可以定期组织体育知识讲座和健康科普活动,提高市民的体育意识和健康素养。

全民体育健身服务需要涵盖各个年龄段和不同体育水平的人群,针对青少年和儿童,可以开展基础体能和专项技能培训,提高他们的身体素质和运动技能;针对成年人,可以开展体育知识普及和运动损伤防护教育,提高他们的体育素养和健康意识;针对老年人,可以开展适合老年人的健身活动和健康保健教育,提高他们的生活质量。

3. 体育康复与医疗

全民体育健身服务还需要关注体育康复与医疗方面的服务。政府部门需要加强运动康复中心和医疗机构的建设,为市民提供专业的运动康复和伤病治疗服务。此外,还可以开展健康体检和运动营养咨询等服务,帮助市民更加科学地进行体育活动和健康管理。

4. 体育旅游与休闲

体育旅游与休闲是全民体育健身服务的重要组成部分,可以开发各种户外运动项目,如登山、攀岩、漂流等,以及建设室内健身场所,如健身房、游泳馆等,满足市民不同的健身需求。此外,还可以举办各类体育文化节庆活动,如体育文化周、体育电影节等,丰富市民的文化生活。

5. 体育营养与健康饮食

全民体育健身服务还需要关注体育营养与健康饮食方面的服务,可以通过各类渠道,如电视台、广播电台、网络等普及运动营养知识和健康饮食知识,引导市民科学饮食、合理运动。同时,还可以定期举办健康饮食讲座和营养咨询活动,提高市民的健康素养。

6. 体育文化传播与推广

体育文化传播与推广是全民体育健身服务的精神内核,可以通过对国内外优秀体育文化的传承和发扬,培养市民的体育精神和文化自信。此外,还可以通过各类媒体和传播平台,如报纸、电视、网络等,宣传体育赛事、人物故事和全民健身活动,推动体育文化的发展和传播。

(四)健康旅游服务类

健康旅游服务是一种以健康为主题的旅游服务,它关注旅游者在旅游过程中对健康的需求和关注,提供相应的旅游产品和服务,以促进和提高旅游者的身心健康。健康旅游服务包括但不限于以下几个方面。

1. 健康旅游产品

健康旅游产品包括各种以健康为主题的旅游线路和项目。例如,健康养生之旅、温泉 SPA 之旅、瑜伽冥想之旅、医疗美容之旅等。这些产品旨在满足不同旅游者的健康需求,提供专业的健康服务和设施。

2. 健康住宿

健康住宿不仅要求提供舒适的住宿环境,还要求提供相应的健康服务和设施,如健身房、游泳池、SPA 设施、健康餐厅等。此外,还可以提供各种健康养生课程和活动,如瑜伽、太极、烹饪课程等。

3. 健康餐饮

健康餐饮不仅要求提供营养均衡的餐饮服务,还要求注重食材的新鲜和有机,同时提供专业的健康咨询服务。例如,针对不同体质和需求的个性化饮食建议。

(五) 健康养老服务类

健康养老服务是指为老年人提供全面的身体健康和心理健康的服务,帮助老年人保持健康、延缓衰老,并提供身体上的护理、康复和照顾。这种服务包括但不限于医疗护理、健身保健、营养膳食、心理健康咨询、康复训练等,旨在为老年人提供健康和幸福生活的保障。

健康养老服务主要由健康服务、养老服务和康养服务构成。

(1)健康服务:主要包括为老年人提供全面的医疗服务,如疾病预防、治疗和康复等;为老年人提供专业的康复理疗服务,如物理治疗、运动康复、职业康复等。

(2)养老服务:主要包括为老年人提供社区养老服务,如家庭护理、居家养老、社区服务等;为老年人提供养老金融服务,如养老保险、养老理财、养老投资等;为老年人提供专业的护理服务,如日常护理、慢性病管理、临终关怀等。

(3)康养服务:主要包括为老年人提供身体美容服务,如皮肤护理、指甲护理、头发护理等;为老年人提供健康旅游服务,如养生旅游、医疗旅游、休闲旅游等;为老年人提供专业的健康咨询服务,如营养膳食、心理健康、养生保健等。

总之,健康养老服务的目标是提供满足老年人健康和养老需求的服务,帮助他们保持健康、延缓衰老,并提供身体上的护理、康复和照顾,以及提供心理上的关爱和帮助,从而保障老年人的生活质量,提高他们的幸福感。

(六) 慢性病管理服务类

慢性病管理服务是指国家、各医疗机构以及参与慢性病管理的其他社会主体,向慢性病的患者、高危人群和社会其他人群提供慢性病预防和控制、诊断、治疗等一系列主动、有效和连续的服务过程,以延缓慢性病患者病程,降低全社会慢性病发病率,减少慢性病疾病负担。主要服务内容包括慢性病早期筛查、慢性病数据监测(包括饮食、运动、血压、血糖、用药等健康数据)、数据分析(包括健康危险因素评估、健康评估、健康报告解读等)、干预方案(包括饮食、运动、心理、用药、作息等方面的方案制订与实施)、健康跟踪与随访(包括用药、就医检查、饮食、生活方式、医疗服务等的随访与提醒)等综合管理服务。

(七) 母婴健康管理服务类

母婴健康管理服务是一种全方位的保健服务,旨在为孕妇、产妇以及婴儿提供必要的医疗保健、营养指导、心理健康支持和家庭关系协调等方面的帮助。主要包括孕期保健服务、产后恢复服务、婴儿护理服务、儿童健康服务、营养指导服务、心理健康服务、家庭关系服务等。

1. 孕期保健服务

孕期保健服务包括定期的产前检查和孕期营养指导，会提供全面的医疗检查，评估胎儿的健康状况，同时为孕妇提供营养建议，确保她们获得足够的营养，以支持健康的妊娠。此外，我们还会提供孕期心理疏导，以帮助缓解孕妇在孕期可能产生的压力和焦虑。

2. 产后恢复服务

产后恢复服务包括对产妇进行全面的产后检查，以确保产妇恢复良好。还会提供产后心理疏导，以帮助缓解产妇在产后可能面临的压力和焦虑。此外，还会提供产后营养指导帮助产妇合理安排饮食，确保她们获得足够的营养。

3. 婴儿护理服务

婴儿护理服务包括婴儿检查、婴儿心理疏导以及婴儿营养指导。会为婴儿提供全面的健康检查，确保他们的发育正常。此外，还会提供婴儿心理疏导，帮助他们缓解在成长过程中可能遇到的压力。婴儿营养指导将帮助家长合理喂养婴儿，确保婴儿获得充足的营养。

4. 儿童健康服务

儿童健康服务包括儿童检查、儿童心理疏导以及儿童营养指导。会为儿童提供全面的健康检查，及早发现并解决潜在的健康问题。同时，还会提供儿童心理疏导，帮助他们解决情绪和行为问题。儿童营养指导将帮助家长合理安排儿童的饮食，确保儿童获得均衡的营养。

5. 营养指导服务

营养指导服务包括孕期营养指导、产后营养指导以及儿童营养指导。会为每位客户提供个性化的营养建议，以满足他们在不同阶段的营养需求。这些建议将根据客户的身体状况、活动水平和饮食习惯进行定制。

6. 心理健康服务

心理健康服务包括孕期心理健康、产后心理健康以及儿童心理健康服务。会为客户提供专业的心理咨询和支持，帮助他们处理在各个阶段可能出现的心理问题，并将根据客户的需求和状况提供适当的支持，如压力管理技巧、情绪调节方法等。

7. 家庭关系服务

家庭关系服务包括与家庭成员的沟通、家庭矛盾解决以及亲子关系建立。会协助家庭成员之间良好沟通，促进相互理解和尊重。对于家庭矛盾，将提供调解和支持，帮助家庭成员协商解决问题。此外，还将通过举办亲子活动等方式，帮助建立健康的亲子关系。

（八）陪诊服务类

陪诊服务是一种医院就诊陪同服务，由陪诊师陪同患者或其家属前往医院就诊，以节省患者的时间和精力。陪诊服务的出现为那些需要就医但又有困难的患者提供了方便和帮助，同时也为患者提供了更好的医疗体验。陪诊师通常有丰富的就诊经验，熟悉医院的科室、医生、检查项目等，能够为患者提供以下服务。

（1）帮助患者规划就诊流程，安排挂号、检查、取药等事项。

（2）代替患者排队、取号、缴费等，以节省患者的时间和精力。

（3）提供专业的病情分析和建议，为患者提供更好的医疗指导。

（4）陪伴患者进行各种检查、治疗和手术，减轻患者的孤独感和不安感。

（5）提供医院的各种咨询和帮助服务，包括医疗流程解释、健康指导等。

（九）中医药保健服务类

中医药保健服务是一种以传统中医理论为基础，结合现代医学理念，通过全面的健康管理和保健措施,达到预防疾病、促进健康、提高生活质量的目的。中医药保健服务主要包括以下七个方面的内容。

1. 健康饮食调理

健康饮食是中医药保健中的重要环节,通过合理的饮食搭配,可以达到调理身体、预防疾病的效果。在健康饮食调理中,应注意食物的寒热温凉属性,以及五味养生法。同时,还应注意营养均衡,适量摄入各种维生素和矿物质。

2. 传统针灸治疗

针灸是中医药保健中的一种经典治疗方法。针灸通过刺激特定的穴位,调节人体气血循环和内分泌系统,从而达到治疗和预防疾病的目的。在选择针灸师时,应选择具有丰富经验和专业技能的针灸师。

3. 中药汤剂调理

中药汤剂是中医药保健中的重要组成部分。根据个人体质和健康状况,选择适当的中药材,经过熬制成汤剂,可以针对具体病症进行调理。在选择中药汤剂时,应根据自身情况选择合适的药材和剂量。

4. 推拿按摩舒缓

推拿按摩是中医药保健中的一种非药物疗法。通过按摩和推拿的方式,可以促进血液循环、放松肌肉、缓解疼痛。在选择推拿师时,应选择具有专业技能和资质的推拿师。

5. 气功瑜伽养生

气功瑜伽是一种融合了传统气功和现代瑜伽的养生方法。通过练习气功和瑜伽,可以调节身体、放松心情、提高免疫力。在选择气功瑜伽项目时,应根据自身情况和专业指导进行选择。

6. 体质辨识调理

体质辨识是中医药保健中的重要概念。通过对个体进行体质辨识,了解其身体状况和易患疾病,从而制订有针对性的保健方案。在选择体质辨识调理时,应根据自身情况选择合适的保健方案。例如,对于气虚体质的人,可以适当增加红枣、黄芪等具有补气作用的食物的摄入;对于阴虚体质的人,应多食用滋润养阴的食物,如百合、枸杞等。

7. 情志调理疏导

情志调理是中医药保健中不可忽视的方面。情志失调会对身体健康产生不良影响,而适当的情志调理可以调和阴阳平衡、缓解身心压力、提高免疫力。

(十)健康保险和福利计划类

健康保险和福利计划可以为社会人群提供一定的经济保障,帮助社会人群应对潜在的健康风险。常见的健康保险包括医疗保险、重大疾病保险等,福利计划则包括免费体检、打折药品等优惠服务。在选择合适的健康保险和福利计划时,要根据个人需求和经济状况进行选择,了解保险或福利计划的适用范围和使用方法。同时,要注意选择信誉良好的保险公司或提供福利计划的医疗机构或平台。

三、健康管理仪器设备

随着人们健康意识的提高,能够提供健康管理服务的仪器设备在市场上越来越受到欢迎。这些仪器设备可以帮助人们更好地了解自己的身体状况,及时发现健康问题,并采取相应的措施进行管理和改善。健康管理仪器设备分为以下五类。

(一) 健康监测类仪器设备

从临床视角出发,可以将健康监测类仪器设备分为一般检查监测设备(如身高体重仪、血压计、血糖仪、血氧仪、计步器、体温计、人体脂肪分析仪、BMI监测仪、皮褶计、胎心监测仪、心率监测仪、肌肉测定仪、脊柱电子测量仪等)、实验室检查设备(如全自动生化分析仪、宫颈癌细胞学检查仪(TCT检测仪)、基因检测仪等)、辅助检查设备(如X线成像仪、CT探测仪、超声诊断仪、磁共振成像(MRI)、心电图仪、脑电图仪、核医学检查等)、中医检查设备(如中医体质辨识仪、中医四诊仪、中医经络仪、中医脉象仪等)、特殊检查设备(如亚健康测定仪、动脉硬化测定仪、骨密度仪、显微诊断仪、微循环检测仪、虹膜仪、量子检测仪、胶囊式内镜、鹰眼全身扫描系统、红外热成像仪等)。

从健康管理类企业营销视角出发,可以将健康监测类仪器设备分为以下几个方面。

1. 体重管理仪器设备

体重管理仪器设备主要用来测量和记录人体体重、体脂率等指标,帮助用户了解自己的身体状况,并提供相应的减肥建议。这类仪器设备通常包括电子秤、体脂测量仪、体重记录器等。通过使用这些仪器设备,用户可以跟踪自己的体重和体脂变化,制订合理的减肥计划。

2. 运动监测仪器设备

运动监测仪器设备可实时记录运动数据,包括运动时间、距离、热量消耗等,帮助用户了解自己的运动状态,并提供相应的运动建议。这类仪器设备通常包括运动手环、智能手表、运动记录器等。通过使用这些仪器设备,用户可以监测自己的运动数据,制订合适的运动计划。

3. 睡眠监测仪器设备

睡眠监测仪器设备可实时记录睡眠数据,包括睡眠时间、睡眠质量、睡眠姿势等,帮助用户了解自己的睡眠状况,并提供相应的睡眠建议。这类仪器设备通常包括睡眠监测仪、智能睡眠垫等。通过使用这些仪器设备,用户可以了解自己的睡眠情况,改善睡眠质量。

4. 健康筛查仪器设备

健康筛查仪器设备可检测人体健康状况,包括身体成分、骨密度、血氧饱和度等,帮助用户了解自己的健康状况,并提供相应的健康建议。这类仪器设备通常包括体检仪、健康筛查一体机等。通过使用这些仪器设备,用户可以定期进行健康筛查,预防疾病发生。

5. 心电、血压监测仪器设备

心电监测仪器设备可实时记录心电图数据,包括心率、电轴、各个波段值等指标,帮助用户了解自己的心电状态,并提供相应的健康建议。这类仪器设备通常包括心电图机、心电监测仪等。通过使用这些仪器设备,用户可以监测自己的心电数据变化,及时发现和预防心脏健康问题。

血压监测仪器设备可测量人体血压,包括收缩压、舒张压等指标,帮助用户了解自己的血压状况,并提供相应的健康建议。这类仪器设备通常包括血压计、血压监测仪等。通过使用这些仪器设备,用户可以跟踪自己的血压变化,及时发现和预防高血压问题。

6. 血糖监测仪器设备

血糖监测仪器设备可测量人体血糖,包括空腹血糖、餐后血糖等指标,帮助用户了解自己的血糖状况,并提供相应的健康建议。这类仪器设备通常包括血糖仪、血糖试纸等。通过使用这些仪器设备,用户可以跟踪自己的血糖变化,及时发现和预防糖尿病问题。

7. 基因检测仪器设备

基因检测仪器设备可通过对人体基因进行检测,分析基因序列中的变异和与特定疾病相关的基因型,帮助用户了解自己的基因信息,预测患某种疾病的风险,进而制订个性化的健康管理方案。这类仪器设备通常需要将用户的 DNA 样本送至实验室进行分析,并提供详细且准确的检测结果。家庭常备的基因检测仪器很少,因为这需要专业的医学知识和技术支持,得到的结果也需要由专业医生进行解读。但随着科学技术的不断发展,预计这类设备会越来越普及,并将成为未来健康管理的重要工具之一。

(二) 健康评估类系统

常见的健康评估类系统有营养评估系统、运动评估系统、心理健康评估系统、心肺功能评估系统、神经康复评定系统等。

1. 营养评估系统

一般基于食物数据库和相关算法,通过输入食物种类、重量或其他相关参数,营养评估系统可以计算出食物中的营养成分含量,并根据健康标准或目标给出相应的评价和建议。这类系统一般涵盖各种食物营养素含量测算数据,如蛋白质、脂肪、碳水化合物、维生素和矿物质等含量数据,可以较为全面地评估个体的营养状况。

2. 运动评估系统

一般基于身体状态和运动能力的评估标准和方法,通过输入相关参数和数据,如身高、体重、年龄、性别、心率、血压、血糖等生理指标,以及运动时间、强度、方式等运动参数,系统可以评估个体的身体状态和运动能力,并给出相应的建议和指导。

3. 心理健康评估系统

心理健康评估系统可评估人的心理健康状况,包括焦虑、抑郁、认知功能等指标,帮助用户了解自己的心理健康状况,并提供相应的健康建议。这类系统通常包括心理测评仪、认知功能评估仪等。通过使用这些系统,用户可以了解自己的心理健康状况,及时发现和预防心理健康问题。

4. 心肺功能评估系统

心肺功能评估系统可评估心肺健康状况,包括心肺耐力、呼吸肌力量等指标,帮助用户了解自己的心肺功能状况,并提供相应的健康建议。这类系统通常包括心肺功能测试仪、呼吸肌测试仪等。通过使用这些系统,用户可以了解自己的心肺功能状况,及时发现和预防心肺健康问题。

5. 神经康复评定系统

神经康复评定系统是一个全面评估神经系统损伤和康复情况的综合性方法,也是全面评估神经系统损伤和康复情况的重要手段。通过对患者进行多方面的评估,可以为医生提供有关患者病情和治疗方案的重要信息。同时,通过及时的康复评定,还可以有效地提高患者的生活质量和康复效果。神经康复评定系统主要包括以下七个方面。

(1) 功能评定:神经康复评定的基础,主要包括对步态、姿势、语言等方面的评估。步态包括正常步态和异常步态,如拖行、高低步态等;姿势包括头部姿势、躯干姿势、上肢姿势和下肢姿势等;语言包括发音、语调、语速、语言的流利度和理解能力等。

(2) 损伤程度评定:主要包括对神经损伤的程度、原因、治疗等情况的评估。神经损伤可根据不同的标准进行分类,如完全性损伤、部分性损伤等。同时,还需了解损伤的原因,如缺血、压迫、感染等,以及治疗方案和治疗效果。

(3) 运动能力评定:主要包括对肌力、姿势、步态等方面的评估。肌力评定包括四肢肌力和核心肌群的评估,以确定患者能够进行哪些动作和运动;姿势评估包括静态姿势和动态姿势,以判断患者是否存在姿势异常；步态评估则包括正常步态和异常步态的分析，以了解患者的行走能力和步行效率。

（4）感觉功能评定：主要包括对触觉、温觉、痛觉等方面的评估。触觉评估可以通过触觉测试来进行，如识别物体的大小、形状和质地等。温觉和痛觉的评估则可以通过温度和疼痛刺激来进行，以了解患者的感觉功能情况。

（5）认知功能评定：主要包括对记忆、思维、注意力等方面的评估。记忆评估可以通过词语、图像、数字等内容的记忆任务来进行评估；思维评估可以通过解决实际问题、逻辑推理等任务来进行；注意力评估可以通过视觉和听觉的注意力测试来进行评估。

（6）情绪和精神状态评定：主要包括对患者的抑郁、焦虑、睡眠等方面的评估。抑郁评估可以通过抑郁量表来进行评估，如贝克抑郁量表等；焦虑评估可以通过焦虑量表来进行评估，如汉密尔顿焦虑量表等；睡眠评估可以通过睡眠质量量表来进行评估，以了解患者的睡眠情况。

（7）生活质量和社会参与程度评定：主要包括对患者自理能力、社交能力、工作能力等方面的评估。自理能力评估可以通过日常生活能力量表来进行评估，以了解患者的生活自理能力；社交能力评估可以通过社交能力量表来进行评估，以了解患者的社交能力和交往情况；工作能力评估可以通过工作能力测试来进行评估，以了解患者的工作能力和就业情况。

（三）健康干预类仪器设备

健康干预类仪器设备主要包括超声波治疗仪、红外线治疗仪、电疗仪、刺激仪、半导体激光治疗仪、微波治疗仪、蜡疗仪、肌肉刺激仪、艾灸治疗仪、电针治疗仪、按摩床（椅）、中药熏蒸仪、湿热敷治疗仪、综合康复训练系统、体感音乐治疗系统、情感宣泄系统、心理沙盘等。

（四）中医健康管理类仪器设备

中医健康管理类仪器设备可以提供一系列的检查和理疗服务，帮助人们更好地了解自己的健康状况，预防疾病的发生，以及进行有针对性的养生和保健。以下是一些常见的中医健康管理仪器设备。

（1）中医诊断仪器：这些仪器可以提供舌诊、脉诊、面色诊等多种诊断方法，帮助医生了解患者的身体状况和健康需求。

（2）艾灸仪：可以提供多种艾灸方式，如无烟艾灸、智能艾灸等，能够缓解疼痛和肌肉紧张的症状，促进身体的血液循环和新陈代谢。

（3）按摩椅：可以提供多种按摩方式，如揉捏、按摩、推拿等，能够缓解身体的疲劳和不适，促进身体的放松和血液循环。

（4）拔罐器：可以提供多种拔罐方式，如火罐、气罐等，能够促进身体的排毒和血液循环，缓解身体的不适和疼痛。

（5）刮痧板：可以用于身体的局部刮痧，如头部、颈部、背部等，能够促进身体的血液循环和新陈代谢，缓解身体的不适和疼痛。

（6）中药熏蒸仪：可以将中药汤剂转化为蒸汽，通过熏蒸的方式作用于身体的表面或内部，缓解身体的疼痛和炎症。

（7）中药煎药壶：可以用于中药的煎煮和熬制，使中药药效更好地发挥出来。

这些中医健康管理类仪器设备的出现，大大提高了中医健康管理的效果和便利，同时也满足了现代人对快速、简便、高效的健康管理的需求。

（五）智慧化健康管理服务平台

智慧化健康管理服务平台是一个综合性的健康管理服务平台，它结合了互联网、医疗、医药等资源,为个人提供全方位的健康管理服务。智慧化健康管理服务平台的目标是将健康管理变得更加智能化、高效化和个性化,通过整合多方面的资源,提高健康管理的效率和质量,帮助用户更好地管理自己的健康状况,预防和控制疾病的发生。同时,智慧化健康管理服务平台还可以为企业提供员工健康管理服务,帮助企业提高员工的健康水平和工作效率。

一个智慧化健康管理服务平台通常包括以下几个核心模块。

(1)健康数据采集:通过智能设备或问卷调查等方式收集用户的健康数据,如身高、体重、血压、血糖、心率等生理指标,以及生活习惯、饮食、运动等信息。

(2)健康数据分析:对收集到的健康数据进行处理和分析,评估用户的健康风险,为制订个性化的健康管理方案提供依据。

(3)健康管理方案:根据用户的健康数据和健康风险,为用户制订个性化的健康管理方案,包括饮食、运动、作息、保健等方面的建议和指导。

(4)健康监测与预警:通过智能设备或手机应用等途径实时监测用户的健康数据,及时发现异常情况并发出预警,提醒用户采取相应的处理措施。

(5)健康咨询与指导:为用户提供专业的健康咨询服务,解答用户在健康管理过程中的疑问,指导用户正确地使用健康管理工具和产品。

第三节　健康管理服务消费行为

健康管理服务消费行为包括消费需求、动机、行为特点、影响因素、满意度、消费趋势、服务质量改进以及市场策略调整等方面,通过对健康管理服务消费行为的全方位分析,有助于提高消费者满意度和市场竞争力,不断优化服务质量,提升品牌形象,创新营销方式,准确把握市场趋势,在竞争激烈的市场环境中立足并持续发展。

一、消费需求

健康管理服务消费需求主要包括消费者的健康需求、保健需求和安全需求。消费者对健康管理服务的需求因年龄、性别、收入水平、生活环境等因素而异。例如,中老年人和慢性病患者对健康管理服务的需求更为迫切,而年轻白领和富裕阶层则更注重高端的健康管理服务。健康管理服务消费需求受多种因素的影响,服务提供者需要关注市场动态,了解消费者需求特点,提供多样化、个性化的服务,同时注重服务的专业性和质量,以保证在竞争激烈的市场中立足并持续发展。

1. 需求人群

不同人群对健康管理服务的需求特点各不相同。中老年人关注慢性病管理和康复治疗,职场人士重视健康咨询与教育和心理健康服务,而运动员则对运动健身指导和营养饮食指导有着极高的需求。此外,不同人群在选择服务时也会受到自身职业、生活习惯、收入水平等因素的影响。

2. 需求层次

消费者对健康管理服务的层次和要求也有所不同。基础服务包括定期体检、健康咨询等;个性化服务根据个人健康状况和需求定制健康计划;高端服务则包括定制健康管理方案、专业康复治疗等。消费者对不同层次服务的理解和接受程度也会受到自身健康意识、经济条件和文化背景等因素的影响。

3. 需求地域

消费者的健康管理服务需求还受到地域和气候特点的影响。北方冬季对供暖的需求较高，南方夏季对防潮的需求则较为突出。不同地域的消费者在选择服务时，会对与当地气候特点相适应的健康管理服务更为青睐。例如，北方消费者在选择健康管理服务时可能更注重冬季的保暖和呼吸疾病的预防，而南方消费者可能更关注夏季的防潮和胃肠道疾病的预防。

4. 需求时间

消费者对健康管理服务的需求时间具有多样性。例如，紧急救援服务需要在短时间内提供，而日常健康咨询和健康体检服务可以安排在较长时间段内进行。不同时间段的需求对服务响应速度和需求程度有着不同的要求。例如，紧急救援服务需要迅速响应并采取有效措施，而日常健康咨询和健康体检服务则更注重服务的持续性和专业性。

5. 支付意愿

消费者对健康管理服务的支付能力和意愿有所不同。个人健康保险可以为消费者提供部分健康管理服务的费用保障，而企业健康预算可以为职场人士提供更全面的健康管理服务。同时，政府健康政策的支持和鼓励也将促进消费者对健康管理服务的支付意愿。消费者在选择服务时，也会考虑服务的价格、质量以及保险覆盖的范围等因素。

6. 需求变化

消费者的健康管理服务需求会随着时间和社会变迁发生变化。例如，近年来人们对健康饮食和运动保健的需求逐渐增加，对慢性病管理的需求也日益增长。此外，随着科技的发展和生活习惯的改变，消费者对健康管理服务的需求也将不断变化。因此，服务提供者需要及时关注市场趋势和消费者需求的变化，提供符合时代特点的健康管理服务。

二、消费动机

健康服务消费动机是复杂多样的，会受到多种因素的影响，从预防保健到健康需求、从疾病治疗到减轻痛苦、从文化背景到年龄增长、从经济条件到生活方式等都不同程度地驱动着消费者对健康服务的需求和消费行为，消费者往往因重视自己的健康状况以及预防疾病、提升生活质量等原因而选择健康管理服务。此外，社会舆论的影响及家人朋友的推荐也可能成为消费者选择健康管理服务的动机。为更好地满足消费者的需求，服务提供者需要深入了解这些动机，制订有针对性的市场策略，提供多样化、个性化的健康服务。

三、消费行为特点

健康管理服务消费行为的特点主要表现在以下几个方面。

1. 消费方式

健康管理服务消费方式包括线上和线下消费。线上消费主要指消费者通过互联网平台或移动应用购买健康管理服务，如在线问诊、健康咨询等；线下消费包括消费者直接在医疗机构、体检中心、健身房等实体场所消费的健康管理服务。

2. 消费偏好

消费者在选择健康管理服务时，会根据自身的需求和状况，形成不同的消费偏好。例如，有的消费者更倾向于选择整体打包的健康管理服务，以便于一次性解决所有的健康问题；而有的消费者则更喜欢选择单项服务，根据需要随时调整和补充。

3. 消费趋势

随着科技的发展和消费者需求的变化,健康管理服务消费趋势也呈现出多样化的发展态势。例如,定制化服务越来越受到消费者的欢迎,智能化的健康管理服务也逐渐兴起。

四、消费影响因素

影响消费者选择健康管理服务的因素主要包括价格、质量、服务、品牌等。价格是影响消费者选择的重要因素之一,消费者往往会根据自己的经济状况和支付能力来选择合适的健康管理服务。质量是消费者选择服务时的关键因素,消费者通常会选择服务质量高、专业性强的机构或平台。此外,服务的便捷性和安全性也是影响消费者选择的重要因素。还有品牌的影响力也不容忽视,知名品牌通常能给消费者带来信任感和安全感。

五、消费者满意度

消费者对健康管理服务的满意度主要取决于服务体验、服务质量、消费体验等方面。服务体验包括服务的专业性、服务态度、环境设施等;服务质量包括服务效果、是否达到预期目标等;消费体验则包括购买的便捷性、安全性以及价格合理性等。要提高消费者满意度,需要从这些方面入手,不断优化和提升服务质量。

六、消费趋势预测

随着人们生活水平的提高和健康意识的增强,未来健康管理服务市场将呈现多元化的消费趋势。第一,市场规模会继续扩大,各类健康管理服务机构会不断涌现,覆盖面会更广,服务项目会更加丰富多样。第二,消费者需求会趋向多元化和个性化,定制化的健康管理服务会更受欢迎。另外,科技在健康管理服务中的应用将更加广泛,智能化、数字化的健康管理服务将成为主流。

七、服务质量改进

为提高消费者满意度,健康管理服务需要从以下几个方面改进服务质量。第一,要加强服务流程管理,确保服务的专业性和高效性。第二,要提高服务标准,确保服务的质量和水准。第三,要注重服务细节,关注消费者的需求和感受,提供贴心周到的服务。

八、市场策略调整

为了更好地满足消费者的需求,要及时应对瞬息变化的市场环境,调整市场策略。品牌定位要明确,要树立专业的健康管理服务品牌形象。价格策略要合理,既要保证服务质量,又要避免价格过高导致消费者流失。要加大促销活动力度,吸引更多的消费者关注和购买健康管理服务。例如,采取优惠套餐、满减活动、会员制度等促销方式,提高消费者的购买积极性和消费者粘性。

第四节　健康管理服务营销流程

向客户提供满意的服务以建立稳定的客户关系是任何健康服务提供者获得长期利润的关键,这一目标的实现离不开一系列的市场营销组合战略。企业在对健康管理产品和服务进行营销时,按照最大限度满足客户需求的原则,充分调动企业内外部资源,除了合理使用前面章节所用的营销组合之外,还要加入物理特征、流程、人员三个方面,这就是著名的 7P 营销组合策略。与传统的有形产品营销 4P 策略不同,7P 策略更适应企业开展服务营销的需要。

一、7P 营销组合策略

现有的市场营销理论和实践是建立在制造业基础上的有形产品营销战略,其要素包括产品(product)、价格(price)、渠道(place)和促销(promotion)4 个方面,即 4P 市场营销组合策略。而 7P 营销组合策略是基于服务与有形产品之间的巨大差异,由布姆斯和比特纳在传统的营销组合框架基础上加以修改和扩充后形成的。他们将服务营销组合修改和扩充成 7 个要素,是服务企业依据其营销战略对营销过程中的构成要素进行配置和系统化管理的过程。7P 营销组合策略要素内容如表 1-2-2 所示。

表 1-2-2　7P 营销组合策略要素内容

要 素 名 称	要 素 内 容
1. 产品(product)	定位、品质、口碑、迭代和升级、用户体验
2. 价格(price)	价格水平、折扣、支付能力、佣金、付款条件
3. 渠道(place)	目标市场、竞争对手、分销渠道、平台、库存管理、可达性
4. 促销(promotion)	广告、推销、宣传、公关、口碑
5. 物理特征(physical evidence)	包装、品牌故事、视觉效果、实用性
6. 流程(processes)	手续、程序、客户参与度、价值导向、裁量权
7. 人员(people)	人力、技术、态度、服务、训练、激励、粘性

二、健康管理服务流程

健康管理服务机构应在营销组合策略指导下设计适合自己的、科学合理的健康管理服务流程。这一流程可以是点式的,也可以是集中统一的。如对客户进行健康危险因素评估流程、生活方式干预服务流程,或对客户的一次理疗服务流程、艾灸服务流程等偏向于点式服务流程,而一个完整的健康管理方案则是一个集中统一流程。

(一)健康管理常用服务流程

国内专家共识性结论认为,健康管理常用服务流程一般包括五部分内容,即健康管理服务"五步曲"。

1. 健康管理资料收集

健康管理资料收集是以客户的健康需求为基础,针对健康危险因素按照早发现、早干预的原则来收集个人健康史、家族史、生活方式和精神压力方面的资料,并选定体格检查和实验室检查等体检项目。健康管理体检项目可以根据客户的年龄、性别、工作特点等进行调整。

2. 健康评估

通过分析客户健康史、家族史、生活方式、精神压力、体格检查和实验室检查的资料,为客户提供一系列的评估报告和健康危险状态报告。

3. 健康管理咨询

在完成上述步骤后,客户可以得到不同层次的健康咨询服务,可以去健康管理服务中心接受咨询,也可以由健康管理师通过电话进行沟通。内容包括以下几个方面:对客户解释个人健康信息、健康评估结果及对健康的影响,帮客户制订个人健康管理计划,为客户提供健康指导,制订随访跟踪计划等。

4．健康管理后续服务

健康管理后续服务内容主要取决于被服务者(人群)的情况以及资源的多少,可以根据个人及群体的需求提供不同的服务。后续服务的形式可以是客户通过互联网查询个人健康信息和接受健康指导,也可以是服务提供者向客户定期寄送健康管理通讯和健康提示,以及提供个性化的健康改善行动计划。监督随访是后续服务的一个常用手段,随访的主要内容是检查健康管理计划的实施状况,并检查(必要时测量)主要危险因素的变化情况。健康教育课堂也是后续服务的重要措施,在营养改善、生活方式改变与疾病控制方面有很好的效果。

5．专项健康及疾病管理服务

除了常规的健康管理服务外,还可以根据具体情况为个人和群体提供专项的健康管理服务。这些服务的设计通常会按照患者和健康人来划分。对已患有慢性病的客户,可选择针对特定疾病或疾病危险因素的服务,如糖尿病管理、心血管疾病及相关危险因素管理、精神压力缓解、戒烟、运动、营养及膳食咨询等;对没有慢性病的客户,可选择个人健康教育、生活方式改善咨询、预防教育及维护项目等。

(二)企业健康管理服务一般流程

根据专家共识性健康管理服务"五步曲",企业可以设计适合自己企业的八步健康管理服务流程。八步健康管理服务流程是一种全面、系统的服务流程,通过不断的信息收集、评估、计划、实施、监测和调整,以及提供必要的技术支持,可以为客户提供最佳的健康管理服务体验,帮助客户实现健康管理的目标并提高生活质量。八个步骤分别是:签署服务合约、采集健康信息、建立健康档案、评估健康风险、制订健康干预方案、实施健康干预、跟踪健康动态、评价健康管理效果(图 1-2-1)。

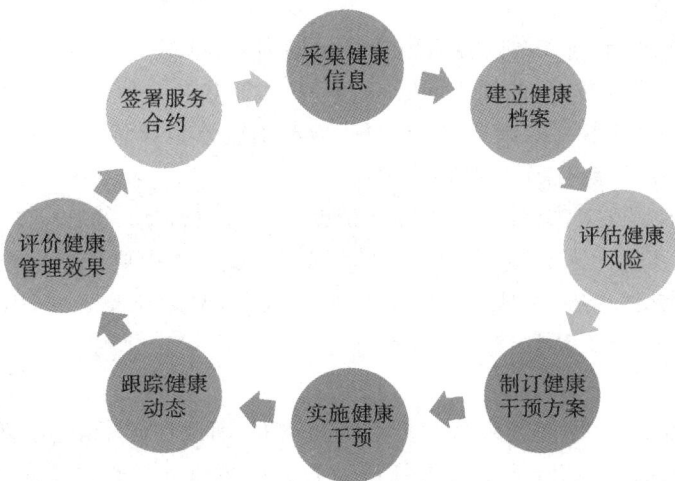

图 1-2-1　健康管理服务流程示意图

1．签署服务合约

首先要深入了解客户健康需求,在此基础上依据企业自身服务能力,尽最大可能满足客户服务需求,实事求是地与客户签署服务合约并履行合约,尽职尽责,做到诚信服务。

2．采集健康信息

按照标准化、个体化、系统化、足量化原则,对个体健康信息进行收集,根据客户健康状况有针对性地设计个性化健康体检项目,并合理安排体检时间及相关事项,然后依据健康问卷调查和健康体检数据信息,通过汇总分析,为健康风险评估提供可靠依据。

3. 建立健康档案

健康档案是用来记录客户体格检查、生命体征以及与健康相关的行为与事件、疾病史、遗传史等信息的重要文档。

个人健康档案是指个体整个健康管理周期的所有健康信息资料,其内容可以包括服务合约、健康档案首页、会员服务要求与服务须知、个人健康信息调查问卷、既往健康体检报告、健康体检项目设计、实时健康体检报告、健康风险评估报告、健康干预方案、健康干预实施过程记录等诸多方面。个人健康档案应系统、完整地记录和妥善管理,以便供客户随时查看和进行后续干预,为医疗服务提供详实的资料。

4. 评估健康风险

根据健康信息采集和健康档案中获取的健康数据信息,分析健康危险因素并开展相关疾病风险评估,对客户的健康状况进行综合判断和评价,利用相关量表和数学模型预测5～10年的健康趋势,并对客户的健康做出预警和提示,促使客户高度重视和早期防范自己的健康,生成健康风险评估报告,如生活方式评估报告、心血管事件风险预测评估报告、糖尿病危险因子预测评估报告等,为制订健康干预方案的量化指标奠定基础。

5. 制订健康干预方案

根据健康风险评估结果,确定健康干预目标和量化指标,并制订降低危险因素的干预计划和方案。

(1)制订干预的目标、方法、时间等:确定优先干预解决的健康问题,如亚临床状态的异常指标、生活方式等;制订中期干预解决的健康问题,如单种疾病、生活方式等;制订远期干预解决的健康问题,如多种疾病、生活方式等。

(2)制订干预方案:干预方案内容应包括干预的内容、途径、手段、频率等,如异常指标或单种疾病、多种疾病、生活方式、其他健康问题等,其中生活方式干预包含膳食干预、运动干预、心理干预、行为干预、环境干预等。如需临床干预,应给出就诊指导意见。

6. 实施健康干预

根据健康管理干预方案,有计划有步骤地帮助客户采取行动,纠正不良的生活方式和行为,控制健康危险因素,实现个人健康管理计划的目标。在此过程中要严格把控干预方案的实施和执行情况,对干预的具体内容、手段、频率和时间等完成情况进行监督和管理,以确保客户在干预过程中的积极性、主动性、依从性和有效性。

7. 跟踪健康动态

受各种因素的影响,个体的健康状态是不断变化的,因此在健康干预过程中,对客户的健康状态数据进行动态监测、跟踪服务是健康管理服务的重要环节。通过面谈、电话、短信、APP以及现代化实时数据传输等方法和手段,及时跟踪客户执行健康管理计划的状况,定期进行再评估,为客户提供最新的改善结果,使健康得到有效的管理和维护。需要注意的是,动态跟踪的另一个作用是要随时掌握客户的身体变化和健康状况等信息,并根据再评估结果和干预的效果判断是否需要对方案进行适当调整,以避免效果不理想或达不到预期目标而发生不良健康事件和意外。

8. 评价健康管理效果

在健康管理服务执行过程中,对客户的健康状况予以阶段性效果评价和周期性效果评价,如单项干预、综合干预效果评价，干预前后生活方式改善评价，行为因素方式改善评价等，及时了解客户健康状况的改善情况，修正和调整健康管理干预方案，为下一个周期的健康干预奠定基础，最终使客户的健康状况得到有效的改善，达到健康管理服务的理想目标。

三、健康管理服务流程设计案例

客户健康管理服务在企业实际营销过程中，要设计和包装成一款服务性的产品，如节气灸、健康体检套餐、保险公司的一款保险等均属于服务性产品，并且每一种服务产品都有其营销服务流程，下面以某保险公司的健康管理服务产品为例，展示其营销服务流程。

1. 个人健康维护计划服务流程

个人健康维护计划服务的简易流程如图 1-2-2 所示，它通过个体健康信息采集、健康数据分析、风险预测、危险性分级等方面的展示，设计了一个针对慢性病预防控制需求的个体化健康维护计划。

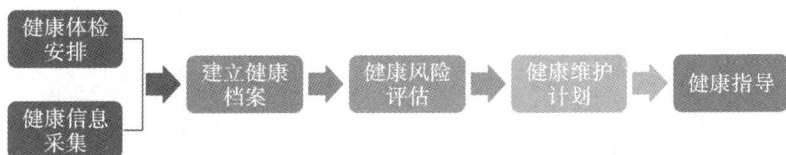

图 1-2-2　个人健康维护计划服务流程示意图

2. 个人慢性病诊疗监控和改善计划服务流程

个人慢性病诊疗监控和改善计划服务流程如图 1-2-3 所示，它通过定期的个人健康筛查、健康信息管理、健康信息分析、并发症风险预测、个体化健康监测、个体化健康干预指导、客户行为效果反馈、医生与患者信息互动、个体化膳食指导、运动干预等服务流程，帮助慢性病客户提高疾病诊疗的依从性和改善行为生活方式的科学性，达到预防和控制并发症发生的进程，帮助客户降低医疗费用，为保险公司节省赔付，并提高客户生命质量。

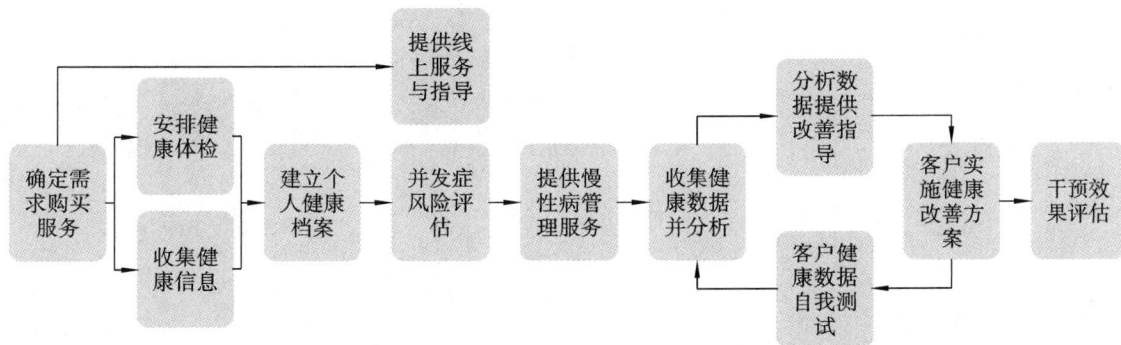

图 1-2-3　个人慢性病诊疗监控和改善计划服务流程示意图

实训篇

　　为积极响应和贯彻《国家职业教育改革实施方案》(国发〔2019〕4 号)关于倡导使用新型活页式、工作手册式教材的精神,健康管理服务与营销实训部分的内容主要以活页式教材的形式进行编写,目的是开发出以学生为主的,提升学生学习兴趣、自学能力和创新能力的活页式教材,进而提高职业教育教学质量。

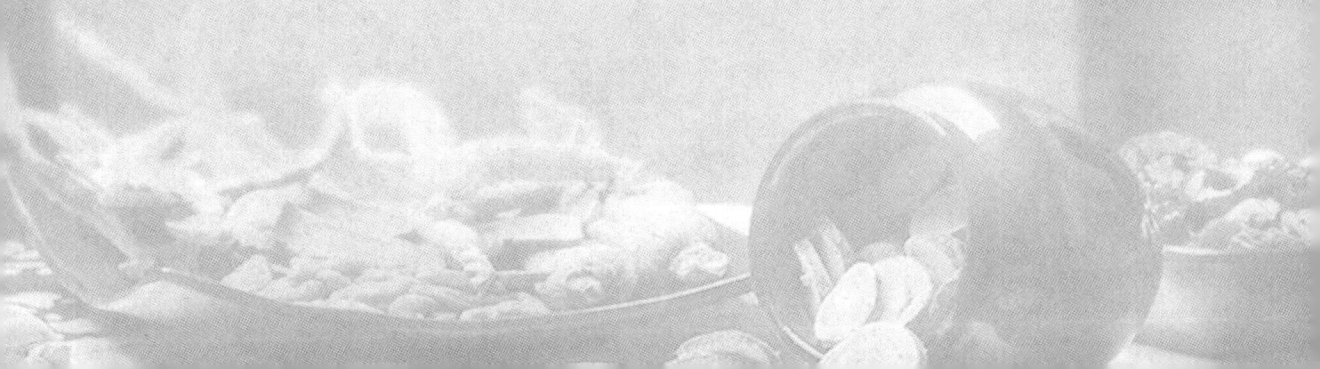

健康管理服务电话营销

一、项目概述

诸多企业在健康管理服务过程中,都不同程度地涉及电话营销工作内容,如健康体检公司的体检套餐的电话营销与咨询服务、健康保健品企业的保健系列产品电话营销服务、康复保健器械公司的仪器设备的电话营销与业务推广服务、医疗机构的线上健康咨询与引流服务等。本项目则重点介绍健康管理服务电话营销工作中健康体检和健康保健产品的电话营销工作要求及相关知识和技巧。

二、项目要求

符合市场一线健康服务相关企业工作要求,按照电话营销工作的真实情景,模拟使用电话营销系统,正确拨打营销电话,并完成下列职业行动:①模拟拨通营销电话;②使用与产品相关的营销话术;③介绍产品。

三、学习目标

(1)掌握并灵活运用电话营销的服务流程。

(2)准确把握目标客户、产品特点、需求分析。

(3)灵活掌握电话沟通技巧以及相应的销售技巧和策略。

(4)准确恰当地进行营销产品的介绍。

(5)端正对待客户的服务态度,养成良好的职业道德,树立团队合作意识和敬业精神以及正确的销售观念,形成健康服务电话营销的职业素养和价值观。

(6)树立为国家大健康产业服务的志向。

四、学习载体

健康服务载体主要有慢性病患者健康体检套餐、某款健康理疗仪器设备等。

任务一　健康体检电话营销服务

一、职业行动与职业知识

职 业 行 动	职 业 知 识
步骤一:营销准备 (1)营销场所:可以在实训室模拟,有条件的教学单位可以到企业模拟实战。 (2)物品与设施:电话营销训练系统、纸、笔。 (3)任务辅具:体检套餐系列产品。 (4)耗材:根据实训需要进行准备。	(一)营销话术模板——健康体检套餐电销话术 1. 目的 　您好,我们是一家专业的健康体检机构。我们的目标是通过定期的健康体检,及早发现疾病的迹象,为您的健康保驾护航。如今,越来越多的人开始关注自己的健康,但是很多人没有意识到定期健康体检的重要性。今天,我给您打电话,就是想向您介绍我们的健康体检套餐。 2. 需求分析 　在开始介绍之前,请允许我了解一下您的基本情况。请问您今年多大年龄了?您的身体状况如何?您平时是否有不良的生活习惯,如抽烟、喝酒、熬夜等?您的饮食习惯如何?我们只有了解您的具体情况,才能为您推荐最适合您的健康体检套餐。 3. 服务优势 　我们的健康体检机构拥有一支专业的医疗团队,他们具备丰富的临床经验和高超的医疗技术。同时,我们引进了科学化的检测设备,包括高端的影像学检查仪器和化验设备,可以为您提供全面、精准的检查结果。此外,我们还提供丰富的后续服务,包括专业的健康咨询和个性化的饮食、运动建议,帮助您更好地管理自己的健康。
步骤二:前期准备 (1)熟悉体检套餐项目内容和特点。 (2)熟悉营销话术通用模板,修改稿件并背诵营销话术。 (3)场地准备、人员分组、营销培训。 (4)预期结果设想及心理准备、压力训练、挫折训练。 (5)营销训练系统调试。	4. 套餐内容 　接下来,请允许我为您详细介绍我们的健康体检套餐。我们的套餐分为基础型、全面型和尊贵型三种。基础型套餐主要包括身高、体重、血压、心电图等基本检查项目;全面型套餐增加了血液化验、尿液分析、胸片、腹部彩超等检查项目;尊贵型套餐则进一步涵盖了骨密度、肿瘤标志物、心脏彩超等高端检查项目。三种套餐的价格分别为980元、1680元和2980元。当然,如果您有特殊需求,我们还可以为您定制个性化的体检方案。 5. 预约便利 　如果您决定购买我们的健康体检套餐,那么请放心,我们的预约流程非常便捷。您只需要拨打我们的服务热线400-×××-××××,我们的客服人员会热情为您解答疑问,并为您安排合适的体检时间。同时,我们还可以为您提供在线预约服务,只需登录我们的官方网站(www.×××.com),填写相关信息,即可轻松完成预约。 6. 健康建议 　在您完成健康体检之后,我们会根据您的检查结果,为您提供针对性的健康建议。如果检测出潜在的健康问题,我们会提醒您及时就医,并根据您的具体情况,为您制订个性化的健康管理计划。例如,我们会建议您调整饮食结构、改善生活习惯、适当运动等,以帮助您更好地保持健康。

续表

职 业 行 动	职 业 知 识
	7. 售后服务
	我们深知售后服务质量对于客户的重要性。因此,我们会提供全面的售后服务保障。首先,我们承诺为您提供一年的检后附加服务,即在体检后的一年内,如果您发现任何健康问题,我们将为您提供免费复查或其他必要的医疗服务。其次,我们建立了快速响应机制,如果您在体检后有任何疑问或不适,只需拨打我们的服务热线或通过在线客服系统联系我们,我们将在最短时间内为您提供专业的解答和帮助。
	总之,我们的健康体检套餐为您提供了一个全面、便捷、高效的健康管理解决方案。我们致力于通过定期健康体检,帮助您及时发现疾病的迹象,为您的健康保驾护航。现在就来预约吧! 让我们的专业团队为您提供优质的健康体检服务。谢谢您对我的信任,期待与您合作!
步骤三:营销实战训练 　　(1) 分组设定不同营销情景,包括客户性别、年龄、职业等。 　　(2) 设定角色,包括角色性格、素质、文化水平等因素。 　　(3) 组内成员分别扮演营销人员和客户,实施营销过程。 　　(4) 保证有效沟通5分钟以上。	(二)体检套餐产品样例

二、任务测评

任务测评内容

(一)知识测评

(1) 确定本任务的关键词,按重要程度进行关键词排序,并进行举例解读。

（2）根据自己对重要信息的捕捉和理解，将关键词进行排序、创新和权重划分，对自己在各关键词领域的表现进行自评打分，满分100分（表2-1-1）。

表 2-1-1　健康体检电话营销知识测评表

序　号	关键词	解读举例	权　重	自评分数	得　分
1					
2					
3					
4					
5					
总　　分					

（二）能力测评

对表2-1-2内的电话营销能力内容进行打分，按完成度打分，未完成不得分。

表 2-1-2　健康体检电话营销能力测评表

序　号	能力打分依据	分　值	得　分
1	营销物品准备	5	
2	体检套餐熟悉程度	15	
3	营销话术熟练程度	15	
4	心理素质	15	
5	营销实战整体表现	50	
总　　分			

（三）素养测评

对表2-1-3所列综合素养内容进行测评打分，做到即可得分，未做到不得分。

表 2-1-3　健康体检电话营销综合素养测评表

序　号	综合素养打分依据	分　值	得　分
1	服务态度	20	
2	敬业精神	20	
3	团队合作意识	20	
4	端正的营销观念	20	
5	为客户及人群健康服务的意识	20	
总　　分			

（四）拓展训练

（1）请列举在电话营销过程中易出现的问题，分析问题产生的原因并提出解决办法。

（2）当前市场上常见的健康体检产品有哪些？列举相关产品并尝试制订营销话术。

（3）去健康体检公司参观见习，与有经验的电话营销员进行沟通交流。

三、学习考评

健康体检电话营销学习考评表

（一）考评项目

根据所学知识，自选一款健康体检产品，模拟完成电话营销流程，完成考评报告。

（二）考评准备

1. 学生准备

学生按照教学进度计划，已经完成以下学习任务并达到 70 分以上的，可以实施学习考评。

（1）掌握并灵活运用电话营销的服务流程。

（2）准确把握目标客户、产品特点、需求分析。

（3）灵活掌握电话沟通技巧以及相应的销售技巧和策略。

（4）准确恰当地进行营销产品的介绍。

（5）端正对待客户的服务态度，养成良好的职业道德，树立团队合作意识和敬业精神以及正确的销售观念，形成健康服务电话营销的职业素养和价值观。

（6）树立为国家大健康产业服务的志向。

2. 教师准备

（1）在对学生实施考评前，通过课堂讨论、作业、实训和考核等方式确认学生已经具备了考评所需的知识、技能和素养。

（2）对参与和配合教师考评的学生进行监督和考评规则等的培训，确保考评的准确性和公平性。

（3）准备好考评记录表、考评测试电话营销产品资料。

（三）考评内容、方法及标准

（1）被考评学生根据考评员提供的体检产品资料制订营销话术和营销流程，要求 45 分钟内完成。

（2）学生两人一组，组内进行角色扮演，组间互相考评。

（3）详细记录考评过程的信息和数据、完成时间，展示错误及出现的问题。

（4）整个考评要求在 90 分钟内完成。

考评内容及评分标准见表 2-1-4。

表 2-1-4　考评内容及评分标准表

序号	评分项	评分内容	评分标准	分值	扣分
1	职业素养	□具有良好的服务态度 □具有崇高的敬业精神 □具有较强的团队合作意识 □具有端正的营销观念 □具有为客户及人群健康服务的意识	未完成一项扣 5 分	25	

续表

序号	评分项	评分内容	评分标准	分值	扣分
2	专业技能	□能够制订完整的营销话术 □能够熟练讲解体检套餐 □能够熟练运用营销话术 □能够化解对话危机 □具备较强的心理素质 □具有较强的语言表达和沟通能力	未完成一项扣10分	60	
3	工具和设备使用能力	□能够充分准备营销物品和资料 □能够熟练使用电话营销系统	未完成一项扣5分	10	
4	综合表现	整体营销过程顺利、流畅	未完成扣5分	5	
总　分					

(四)考评报告

考评分为理论考评和实操考评,理论考评部分要求学生按教师给定的题目设计一款健康体检产品的电话营销实施方案,方案经教师审查合格后方可进行实操考评。

四、扩展阅读

健康体检发展史

健康体检行业的发展历史可以追溯到19世纪初的预防医学热潮。当时,人们已经意识到预防疾病的重要性,因此开始出现一些以预防为主的医疗机构和健康检查机构。

20世纪初,现代健康管理概念逐渐形成。随着工业化进程的加速,人们的生活方式和环境发生了很大变化,这些变化导致了一些慢性病的出现。因此,一些医疗机构开始提供健康管理服务,包括定期的健康检查、咨询和治疗等。

40年代,集体体检模式开始出现。这种模式是指在一定区域内,由政府或企业组织的统一健康检查,以便早期发现疾病并采取相应的干预措施。这种模式的出现与当时的社会经济背景密切相关,因为当时的社会保障体系相对薄弱,需要通过健康检查来确保人们的健康状况。

60年代,健康筛查技术开始得到广泛应用。这种技术是指通过一系列的检查和测试,发现潜在的健康问题,并采取相应的干预措施。这种技术的应用提高了人们对自身健康状况的了解程度,同时也提高了早期发现疾病的可能性。

70年代,个人健康档案建立开始得到重视。这种档案记录了个人的基本情况、既往病史、家族史、生活习惯等方面的信息,为医生提供了一个全面了解患者情况的途径,也为医生提供了更加准确的诊断和治疗依据。

80年代,健康管理行业发展得到推动。随着人们生活水平的提高和健康意识的增强,越来越多的人开始关注自己的健康状况,并积极寻求健康管理服务。因此,一些专业的健康管理公司开始出现,为人们提供全方位的健康管理服务。

90年代,健康保险政策得到推动。随着医疗保险的普及,人们对于健康体检的需求也日益增加。为了满足这一需求,保险公司开始提供各种形式的健康体检服务,包括免费体检、高额补贴等。

21世纪初,精准健康管理技术得到发展。这种技术是指通过基因检测、生物标志物检测等手段,预测个体在未来可能出现的健康问题,并提供相应的干预措施。这种技术的应用提高了人们对自身健康的认知程度,同时也提高了早期预防和治疗疾病的可能性。

总的来说,健康体检行业的发展历史是一个不断进步和完善的过程。未来随着科技的进步和社会的发展,健康体检行业将会面临更多的机遇和挑战。

中国健康体检公司的发展历程经历了多个阶段,从初创期到技术提升、专业细化,再到综合性发展和国际化发展,不断推动着健康体检行业的进步。同时,"互联网＋医疗"和政策推动也为健康体检公司的发展提供了强有力的支持,健康保险合作也为健康体检公司的发展带来了新的机遇和挑战。

(一)初创期

中国健康体检公司的初创期主要集中在20世纪90年代末至21世纪初。当时,随着国内经济的快速发展和人民生活水平的提高,人们对健康的需求逐渐增强。在此背景下,一些企业家和医生开始尝试将国外先进的健康体检理念和技术引入中国,以满足国内市场的需求。

(二)技术提升

进入21世纪后,随着科技的不断进步,健康体检公司的技术能力得到了大幅提升。硬件设施方面,体检中心引进了先进的医疗设备,如螺旋CT、磁共振等,使体检结果更加精准;软件应用方面,信息化技术的运用提高了体检效率,也使得体检数据更加准确;服务水平方面,专业培训和标准化服务流程的建立,提高了服务质量和客户满意度。

(三)专业细化

随着市场竞争的加剧和技术水平的提高,健康体检公司开始注重专业细分。这一时期,健康体检公司不再只满足提供简单的体检服务,而是针对不同年龄段、不同性别、不同职业的人群提供更具针对性的体检服务。此外,一些健康体检公司还专门针对肿瘤、心脑血管疾病等高发疾病进行深入研究,开发出更加专业的检查项目。

(四)综合性发展

在专业细化的基础上,健康体检公司开始向综合性方向发展。这些公司逐步拓展业务范围,从最初的体检服务,逐渐延伸到健康管理、医疗美容、口腔保健等领域。同时,公司更加注重资源整合和团队建设,建立起了完善的客户服务体系和品牌形象。

(五)国际化发展

随着中国经济的发展和全球化的推进,越来越多的中国健康体检公司开始走出国门,探索国际化发展道路。他们通过与国外先进医疗机构合作和引进国际先进技术等方式,提升自身的竞争力和影响力。同时,也有一些中国健康体检公司在海外建立分支机构,为当地民众提供健康体检服务。

(六)互联网＋医疗

进入互联网时代后,健康体检公司纷纷与"互联网＋医疗"结合,以提升服务范围和质量。通过运用互联网技术,健康体检公司可以实现线上预约、在线咨询、电子病历管理等功能,提高服务效率的同时也为患者提供了更加便捷的体验。此外,"互联网＋医疗"还促进了医疗资源的整合和共享,使得优质的医疗资源可以更加高效地服务于广大患者。

（七）政策推动

近年来,中国政府对健康产业的支持力度不断加大,推出了一系列政策以推动健康体检公司的发展。这些政策主要包括提高医疗保险报销比例、支持社会办医、鼓励健康产业发展等。政策的支持为健康体检公司的发展提供了强有力的保障,也为行业未来的发展注入了新的活力。

（八）健康保险合作

为了更好地满足客户的需求并提供更加全面的服务,许多健康体检公司开始与健康保险公司展开合作。这种合作方式不仅可以为客户提供更加多元化的健康保险产品,提高保险保障程度,同时也有助于健康体检公司拓宽业务范围,提高市场竞争力。在合作过程中,双方可以共同开发针对特定疾病的险种,通过数据共享和风险控制手段来降低风险。此外,为客户提供优质的服务也是合作双方共同追求的目标。这种合作模式将为健康体检公司和保险行业带来更多的机遇和挑战。

总之,中国健康体检公司的发展经历了多个阶段,从初创期的诞生到技术提升、专业细化,再到综合性发展和国际化发展,每一步都离不开创新和突破。同时,"互联网＋医疗"和政策推动也为行业的发展提供了强大的动力。未来,随着健康保险合作的不断深入,中国健康体检公司将迎来更加广阔的发展空间和更多的挑战。在面对机遇和挑战的过程中,这些公司将不断探索和创新,为推动中国健康产业的持续发展做出更大的贡献。

任务二 健康产品电话营销服务

一、职业行动与职业知识

职 业 行 动	职 业 知 识
步骤一:营销准备 (1)营销场所:可以在实训室模拟,有条件的教学单位可以到企业模拟实战。 (2)物品与设施:电话营销训练系统、纸、笔。 (3)任务辅具:健康相关产品、产品相关说明、同类产品的相关信息。 (4)耗材:根据实训需要进行准备。	(一)营销话术模板——健康产品电销话术 1. 目的 您好,我是×××公司的健康顾问,我们是一家从事营养保健产品的生产、销售与经营的公司,我们以提供优质营养产品、倡导积极生活方式、提升与推动健康为宗旨,确保每一款产品的生产、销售过程中不包含任何有毒有害物质,以实现预防疾病、增强体质的目标,为您的健康保驾护航。下面我将根据您的情况为您推荐适合您的产品。 2. 企业理念 我们的产品从原材料的源头入手,来源于大自然的无公害绿色有机食品,我们相信自然的力量能够让我们的身心更具活力。因此对产品的生产、加工、运输等环节严格把关,一直探索和利用植物营养素,开发富含自然精华的营养保健产品,保障品质。同时通过先进的营养学及临床研究,不断提升产品的健康品质,并提供全面维护身体健康的专业知识和方法,帮助人们迈向理想的健康状态,创享美好的人生。以全面、负责、自然的方式,帮助人们在生活的各个层面实现健康发展,这是我们的产品在现在和将来始终不变的信念。

续表

职 业 行 动	职 业 知 识
步骤二:前期准备 （1）熟悉健康产品适用的人群，产品的功效、特点、使用方法及竞品有关信息。 （2）熟悉营销话术通用模板，修改稿件并背诵营销话术。 （3）场地准备、人员分组、营销培训。 （4）预期结果设想及心理准备、压力训练、挫折训练。 （5）营销训练系统调试。	3. 需求分析 在开始介绍之前，需要做一个简单的调查，包括您的年龄、工作、健康状态、饮食情况、睡眠情况，是否吸烟、喝酒，心理状态等。只有充分地了解您的情况，才能为您推荐您真正需要的健康产品。 （假定客户为张先生，男性，36 岁，工作压力大，经常在外就餐，每日饮酒，近日常感觉疲乏，自觉处于亚健康状态，最近一次体检结果显示，BMI 29 kg/m²，甘油三酯 4.48 mmol/L，脂肪肝，其余结果无异常。） 4. 具体内容 张先生，经过调查，了解到您目前存在肥胖及甘油三酯偏高的情况，为您推荐一款鱼油软胶囊。这款产品的主要功能是辅助降血脂，尤其适用于您这种情况。相比较同类产品，我们的产品优越性体现在以下几个方面：①小身材，高浓度。每一粒胶囊含有两种人体必需的脂肪酸 EPA 和 DHA，具有降低血脂、胆固醇、增强免疫力等强大功效。②原料认证高保障。鱼油原料从生产、加工、运输到储藏，历经超 310 项检测，全程安全生产无污染。③天然纯净高品质。材料来自优质海域，无污染，保证纯天然、高品质。 5. 一键订购、当日送达 张先生，如果您决定购买我们这款产品，我将作为您的私人健康顾问为您解决后续的相关问题，我们门店遍布全国所有省市，我们会以最快的速度为您安排发货，保障当日将产品送到您的手中。同时为您提供使用说明及周到详细的售后服务。作为您的健康顾问，稍后我会添加您的微信，我将持续为您进行健康管理，直到您恢复健康，如果有其他方面需求也可以尽管与我联系。如果您现在还没有考虑好是否需要订购也没关系，考虑好了再与我联系也是可以的。 6. 跟踪随访（假定客户已经购买该产品） 张先生，考虑到您目前的情况，除了服用我们产品之外在生活方式上还要做一些调整，如改变饮食结构、改善生活习惯、适当运动、规律作息等，以帮助您更快地恢复健康，有任何问题都可以随时与我联系，我非常愿意为您解答。 购买产品一段时间后。 张先生，我是您的健康顾问，您使用我们的产品已经有一段时间了，为了更好地了解您的身体状态，我为您做一个简单的调查，感谢您的配合。请回答以下问题：服用产品后是否进行了复查、复查结果如何、是否需要复购、是否有其他产品需求等。
步骤三:营销实战训练 （1）分组设定不同营销情景，包括客户性别、年龄、职业等。 （2）设定角色，包括角色性格、素质、文化水平等因素。	（二）健康产品电销练习 客户：李女士，30 岁，大学学历，企业职工，体重 75 kg，身高 155 cm，健康状况良好，不吸烟，少量饮酒，忙于工作，无规律运动，由于工作压力较大喜吃零食，常在外就餐，常熬夜。 两人一组，一人设定为营销人员，一人设定为客户，请为客户推荐一款减肥产品。

续表

职 业 行 动	职 业 知 识
（3）组内成员分别扮演营销人员和客户，实施营销过程。 （4）保证有效沟通5分钟以上。	

二、任务测评

任务测评内容

（一）知识测评

（1）确定本任务的关键词，按重要程度进行关键词排序，并进行举例解读。

（2）根据自己对重要信息的捕捉和理解，将关键词进行排序、创新和权重划分，对自己在各关键词领域的表现进行自评打分，满分100分（表2-1-5）。

表 2-1-5　健康产品电话营销知识测评表

序　号	关 键 词	解 读 举 例	权　重	自 评 分 数	得　分
1					
2					
3					
4					
5					
总　　　分					

（二）能力测评

对表2-1-6内的营销能力内容进行打分，按完成度打分，未完成不得分。

表 2-1-6　健康产品电话营销能力测评表

序　号	能力打分依据	分　值	得　分
1	营销物品准备	5	
2	产品熟悉程度	15	
3	营销话术熟练程度	15	
4	心理素质	15	
5	营销实战整体表现	50	
总　　　分			

（三）素养测评

对表 2-1-7 所列综合素养内容进行测评打分,做到即可得分,未做到不得分。

表 2-1-7　健康产品电话营销综合素养测评表

序　　号	综合素养打分依据	分　值	得　分
1	服务态度	20	
2	敬业精神	20	
3	团队合作意识	20	
4	端正的营销观念	20	
5	为客户及人群健康服务的意识	20	
总　　分			

（四）拓展训练

（1）请列举在电话营销过程中易出现的问题,分析问题产生的原因并提出解决办法。

（2）当前市场上常见的健康产品类别有哪些? 列举相关产品并尝试制订营销话术。

（3）去健康产品公司参观见习,与有经验的电话营销员进行沟通交流。

三、学习考评

健康产品电话营销学习考评表

（一）考评项目

根据所学知识,自选一款健康产品,模拟完成电话营销流程,完成考评报告。

（二）考评准备

1. 学生准备

学生按照教学进度计划,已经完成以下学习任务并达到 70 分以上的,可以实施学习考评。

（1）掌握并灵活运用电话营销的服务流程。

（2）准确把握目标客户、产品特点、需求分析。

（3）灵活掌握电话沟通技巧以及相应的销售技巧和策略。

（4）准确恰当地进行营销产品的介绍。

（5）端正对待客户的服务态度,养成良好的职业道德,树立团队合作意识和敬业精神以及正确的销售观念,形成健康产品电话营销的职业素养和价值观。

（6）树立为国家大健康产业服务的志向。

2. 教师准备

（1）在对学生实施考评前,通过课堂讨论、作业、实训和考核等方式确认学生已经具备了考评所需的知识、技能和素养。

（2）对参与和配合教师考评的学生进行监督和考评规则等的培训,确保考评的准备性和公平性。

（3）准备好考评记录、考评测试电话营销产品资料。

（三）考评内容、方法及标准

（1）被考评学生根据考评员提供的健康产品资料制订营销话术和营销流程,要求 45 分钟内完成。

（2）学生两人一组，组内进行角色扮演，组间互相考评。

（3）详细记录考评过程的信息和数据、完成时间，展示错误及出现的问题。

（4）整个考评要求在90分钟内完成。

考评内容及评分标准见表2-1-8。

表 2-1-8　考评内容及评分标准表

序号	评分项	评分内容	评分标准	分值	扣分
1	职业素养	□具有良好的服务态度 □具有崇高的敬业精神 □具有较强的团队合作意识 □具有端正的营销观念 □具有为客户及人群健康服务的意识	未完成一项扣5分	25	
2	专业技能	□能够制订完整的营销话术 □能够熟练讲解健康产品 □能够熟练运用营销话术 □能够化解对话危机 □具备较强的心理素质 □具有较强的语言表达和沟通能力	未完成一项扣10分	60	
3	工具和设备使用能力	□能够充分准备营销物品和资料 □能够熟练使用电话营销系统	未完成一项扣5分	10	
4	综合表现	整体营销过程顺利、流畅	未完成扣5分	5	
总　　分					

（四）考评报告

考评分为理论考评和实操考评，理论考评部分要求学生按教师给定的题目设计一款健康产品的电话营销实施方案，方案经教师审查合格后方可进行实操考评。

四、扩展阅读

保健食品相关知识

保健食品是食品的一个种类，具有一般食品的共性，又能调节人体的机能，适宜于特定人群食用，但不能治疗疾病。

《保健食品注册管理办法(试行)》2005年7月1日正式实施，保健食品是指声称具有特定保健功能或者以补充维生素、矿物质为目的的食品，即适宜于特定人群食用，具有调节机体功能，不以治疗疾病为目的，并且对人体不产生任何急性、亚急性或者慢性危害的食品。

（一）保健食品与一般食品的区别

国家标准GB/T 15091—1994定义一般食品为可供人类食用或饮用的物质，包括加工食品、半成品和未加工食品，不包括烟草或只作药品用的物质。

国际食品法典委员会(CAC)CODEXSTAN1:1985 定义一般食品是指供人类食用的,不论是加工、半加工或未加工任何物质,包括饮料、胶姆糖,以及在食品制造、调制或处理过程中使用的任何物质;但不包括化妆品、烟草或只作药物用的物质。

GB 16740—1997《保健(功能)食品通用标准》定义保健食品是食品的一个种类,具有一般食品的共性,能调节人体的机能,适宜于特定人群食用,但不以治疗疾病为目的。

(1)共性:都能提供人体生存必需的基本营养物质(食品第一功能),都具特定色、香、味、形(食品第二功能)。

(2)区别:①保健食品含一定量的功效成分(生理活性物质),能调节人体机能,具有特定功能(食品的第三功能);而一般食品不强调特定功能(食品的第三功能)。②保健食品一般有特定食用范围(特定人群),而一般食品没有。

(二)保健食品与药品的区别

药品是治疗疾病的物质;保健食品虽有调节人体某种机能的作用,但本质仍是食品,不是人类赖以治疗疾病的物质。

(三)特殊营养食品与保健食品

食品中还有一类特殊营养食品,是"通过改变食品的天然营养素的成分和含量比例,以适应某些特殊人群营养需要的食品"。如适应婴幼儿生理特点和营养需要的婴幼儿食品、经添加营养强化剂的食品,都属于这类食品。

共性:都添加或含有一定量的生理活性物质,适宜于特定人群食用。

区别:特殊营养食品不需要通过动物或人群实验证实;而保健食品须通过动物或人群实验证实有明显、稳定的功效作用。

健康管理服务咨询

一、项目概述

健康管理服务的对象是人,目标是维护客户健康,因此健康服务营销的首要环节就是健康管理服务咨询,即必须与客户进行面对面的沟通交流。本项目的目标是通过实践操作,培养健康管理服务人才,使其具备与客户进行有效沟通、了解客户健康需求、提供专业健康建议的能力。同时,通过实训,学生将深入理解健康管理的含义,认识健康管理服务的意义,明确实训的目标。

二、项目要求

本项目面向从事健康管理服务的相关人员,如医护人员、营养师、健身教练等,以及有志于从事健康管理服务的各类人才。健康管理服务咨询过程要符合健康管理相关企业服务人员与客户面对面沟通交流的真实过程,并完成下列职业行动。

（1）模拟健康管理服务流程,对客户健康信息进行询问和收集。

（2）与客户进行有效的沟通,包括聆听、询问、解释等,提高与客户沟通的能力。

（3）根据客户的健康状况和需求,学习如何为客户提供专业、合理的健康建议和指导,如饮食调整、运动锻炼、心理疏导等。

（4）与客户签订服务协议,明确双方的权利和义务,确保服务的规范性和合法性。

三、学习目标

（1）掌握并灵活运用健康管理服务流程。

（2）掌握与客户进行有效沟通交流的技巧。

（3）根据客户的健康状况准确提出合理的健康建议和指导。

（4）准确恰当地进行健康管理服务咨询。

（5）端正对待客户的服务态度,养成良好的职业道德,树立团队合作意识和敬业精神以及正确的销售观念,形成健康服务良好的沟通职业素养和价值观。

（6）树立为国家大健康产业服务的志向。

四、学习载体

真实或虚拟的健康管理企业工作环境,健康调查表等。

任务一　咨询接待礼仪与沟通技巧

一、职业行动与职业知识

职 业 行 动	职 业 知 识			
步骤一:营销准备 (1)营销场所:可以在实训室模拟,有条件的教学单位可以到企业模拟实战。 (2)物品与设施:健康服务咨询工作日志、纸、笔、打印机、电脑等。 (3)任务辅具:健康调查表等。 (4)耗材:根据实训需要进行准备。	**(一)服务接待流程知识与技能**			
	项目	内容	要　点	
	服务接待	接待原则	热情周到、一视同仁、隐私保护、及时响应、专业素养、持续跟进、定期回访、有效沟通。 (具体要求:措辞考虑对象与场合,语言讲究词句的感情色彩,还有眼神语言、声调、对比等。) 例子: 恰当的语言:"这样可以了吗?" 不恰当的语言:"行了吗?" 恰当的语言:"欢迎再次光临!" 不恰当的语言:"欢迎下次再来。"	
		接待要求	十个要求: 打招呼要礼貌、忌喋喋不休、语调要明快、讲述要通俗易懂、态度要诚心诚意、话题要丰富、内容要适合、应答要自如、忌发号施令、要察言观色和投其所好。	
步骤二:前期准备 (1)熟悉接待服务原则、接待要求及操作方法。 (2)掌握良好沟通的相关技巧和方法。 (3)场地准备、人员分组、营销培训。 (4)预期结果设想及心理准备、压力训练、挫折训练。 (5)必要的咨询前材料准备。		操作方法	十种方法: 先肯定再否定、乒乓会话法、提问会话法、忽视会话法、转换话题的会话法、接龙会话法、举例会话法、决定会话法、回应会话法、积极会话法。	
	良好沟通	尊重	在健康管理服务中,健康管理师通过语言表现对客户的尊重是至关重要的,可以赢得客户的好感和友谊,是与客户建立起良好关系的润滑剂。 要点:以诚感人、以礼待人、客户至上。	

职 业 行 动	职 业 知 识		
	项目	内容	要　　点
步骤三:营销实战训练 (1)分组设定不同沟通咨询情景,包括客户性别、年龄、职业等。 (2)设定角色,包括角色性格、素质、文化水平等因素。 (3)组内成员分别扮演营销人员和客户,实施咨询过程。 (4)保证有效沟通15分钟以上。	良好沟通	倾听	人们通常都愿意听自己喜欢听的,或依照自己认为正确的方式去解释听到的事情,实际上这已不再是对方真正的意思了,因此人们在"听"的时候往往只能获得25%的真意。为了改进人们的沟通,应提倡"积极地倾听",即积极主动地倾听对方所讲的事情,掌握真正的事实,借以解决问题。 倾听的原则: (1)站在对方的立场仔细地倾听。 (2)要能确认自己所理解的是否就是对方所讲的。 (3)要以诚恳、专注的态度倾听对方的话语。 (4)培养积极倾听的技巧。 (5)让客户把话说完并记下重点。 (6)秉持客观、公正的态度。 (7)对客户所说的话,不要表现出防卫的态度。 (8)掌握客户真正的想法。
		礼貌敬语	服务礼貌敬语是指在健康管理服务中,使用频率最高、对客户表示尊敬的语言。 具体内容:称呼语、道歉语、见面语、赞美语、招呼语、尊敬语、介绍语、委婉语、感谢语、道别语。
		(二)与客户沟通的秘诀	
		个性化对待	看着对方说话,经常面带笑容、用心聆听对方说话,说话要有变化。
		用心对待	每天早上,健康管理师要做好多结交一些朋友的准备。 健康管理师不应向朋友推销什么,而应替他寻找想要的。 卖一套产品(服务)给客户,和替客户买一套产品(服务)是有很大区别的。 客户喜欢选购而不喜欢被推销。 集中注意力去了解客户的需求,帮助客户选购最佳的产品或服务方式,务必让客户感到满意。 客户不仅仅只想买一套产品或接受某种服务,他是希望买到一份美丽、一份希望、一份满足感、一种高贵的生活方式。

续表

职业行动	职业知识		
	项目	内容	要　点
良好沟通		眼脑并用	（1）眼脑并用，方能有效沟通。 （2）理性思维，抓住消费时机。 （3）善于运用和理解口头语言。当客户产生消费意愿后，通常会发出相关语言信号，具体如下。 ①客户的问题转向有关产品的细节，如质量、价格、效果等。 ②详细了解售后服务。 ③对健康管理师的介绍表示积极的肯定与赞扬。 ④询问优惠政策。 ⑤对目前正在使用的产品（服务）表示不满。 ⑥对健康管理师的介绍提出反问。 ⑦对产品（服务）提出某些异议。 （4）察言观色，力求从身体语言上促成销售。通过表情信号与姿态信号揣测客户在消费过程中的意愿转换，如：①表情语信号；②姿态语信号。 （5）主动出击才能发掘客户的潜在购买力。
		（三）注意事项	
			（1）克服悲观消极的态度，保持乐观积极的态度。 （2）配合客户说话的节奏。 （3）要牢记并勤于称呼客户的姓名。 （4）语言表达要简练清晰。 （5）要尽量微笑服务。 （6）要注意找到与客户产生共鸣的结合点。 （7）千万不能打断客户的谈话。 （8）要学会赞美客户。 （9）语言要通俗易懂，切勿滥用专业术语。
		专业指导	健康管理师根据相关的咨询内容，结合自己的专业知识和经验，以及客户的实际需求和目标，为客户量身打造专业的调养方案。

二、任务测评

任务测评内容

（一）知识测评

（1）确定本任务的关键词，按重要程度进行关键词排序，并进行举例解读。

（2）根据自己对重要信息的捕捉和理解，将关键词进行排序、创新和权重划分，对自己在各关键词领域的表现进行自评打分,满分 100 分(表 2-2-1)。

表 2-2-1　咨询接待礼仪与沟通技巧知识测评表

序　号	关键词	解读举例	权　重	自评分数	得　分
1					
2					
3					
4					
5					
总　分					

(二) 能力测评

对表 2-2-2 内的咨询接待礼仪与沟通技巧能力内容进行打分,按完成度打分,未完成不得分。

表 2-2-2　咨询接待礼仪与沟通技巧能力测评表

序　号	能力打分依据	分　值	得　分
1	营销物品准备	5	
2	健康服务咨询流程熟悉程度	15	
3	沟通技巧熟练程度	15	
4	心理素质	15	
5	咨询服务实战整体表现	50	
总　分			

(三) 素养测评

对表 2-2-3 所列综合素养内容进行测评打分,做到即可得分,未做到不得分。

表 2-2-3　咨询接待礼仪与沟通技巧综合素养测评表

序　号	综合素养打分依据	分　值	得　分
1	服务态度	20	
2	敬业精神	20	
3	团队合作意识	20	
4	端正的营销观念	20	
5	为客户及人群健康服务的意识	20	
总　分			

（四）拓展训练

（1）请列举在健康服务咨询过程中易出现的问题，分析问题产生的原因并提出解决办法。

（2）当前健康管理相关企业的健康服务咨询营销沟通常见的技巧话术有哪些？

（3）去健康管理相关企业参观见习，与有经验的健康服务工作人员进行沟通交流。

三、学习考评

咨询接待礼仪与沟通技巧学习考评表

（一）考评项目

根据所学知识，预先设计好 1～2 个不同类型的客户，模拟健康服务咨询流程，完成考评报告。

（二）考评准备

1．学生准备

学生按照教学进度计划，已经完成以下学习任务并达到 70 分以上的，可以实施学习考评。

（1）掌握并灵活运用健康服务咨询流程。

（2）准确把握目标客户健康服务需求，有效进行面对面接待沟通交流。

（3）灵活掌握接待时沟通的技巧和话术。

（4）准确恰当地进行沟通交流，收集客户健康信息。

（5）端正对待客户的服务态度，养成良好的职业道德，树立团队合作意识和敬业精神以及正确的销售观念，形成健康咨询服务的职业素养和价值观。

（6）树立为国家大健康产业服务的志向。

2．教师准备

（1）在对学生实施考评前，通过课堂讨论、作业、实训和考核等方式确认学生已经具备了考评所需的知识、技能和素养。

（2）对参与和配合教师考评的学生进行监督和考评规则等培训，确保考评的准备性和公平性。

（3）准备好考评记录、考评测试客户类型资料。

（三）考评内容、方法及标准

（1）被考评学生根据考评员提供的客户资料制订健康服务咨询流程，要求 45 分钟内完成。

（2）学生两人一组，组内进行角色扮演，组间互相考评。

（3）详细记录考评过程的信息和数据、完成时间，展示错误及出现的问题。

（4）整个考评要求在 90 分钟内完成。

考评内容及评分标准见表 2-2-4。

表 2-2-4　考评内容及评分标准表

序号	评分项	评 分 内 容	评 分 标 准	分值	扣分
1	职业素养	□具有良好的服务态度 □具有崇高的敬业精神 □具有较强的团队合作意识 □具有端正的营销观念 □具有为客户及人群健康服务的意识	未完成一项扣 5 分	25	

续表

序号	评分项	评分内容	评分标准	分值	扣分
2	专业技能	□能够制订完整的沟通交流话术 □能够熟练讲解健康服务产品 □能够熟练运用沟通交流技巧 □能够化解对话危机 □具备较强的心理素质 □具有较强的语言表达沟通能力	未完成一项扣10分	60	
3	工具和设备使用能力	□能够充分准备健康服务咨询物品和资料 □能够熟练使用相关健康调查表	未完成一项扣5分	10	
4	综合表现	整体健康服务咨询过程顺利、流畅	未完成扣5分	5	
总　　分					

(四)考评报告

考评分为理论考评和实操考评,理论考评部分要求学生按教师给定的题目设计健康服务咨询实施方案,方案经教师审查合格后方可进行实操考评。

四、扩展阅读

健康管理企业服务礼仪故事

当今社会,健康管理已经成为人们生活中不可或缺的一部分。健康管理企业应运而生,旨在为人们提供全方位的健康管理和医疗服务。而这些企业在健康服务中,服务礼仪的重要性不言而喻。

某个知名健康管理企业有一位名叫小王的客户。小王是一个非常注重健康的人,但是她对医疗行业并不熟悉。在第一次进入该健康管理企业时,她感到有些紧张和不安。然而,从她进入企业的那一刻起,她就感受到了医护人员热情周到的服务。

首先,小王被安排到一个舒适的座位上,医护人员微笑着向她询问了她的健康状况和需求。接着,医护人员为她详细介绍了各项检查的流程和注意事项,并耐心解答了她的疑问。在检查过程中,医护人员对小王进行了亲切的关怀和安慰,使她感到非常温暖。

检查结束后,小王被邀请到医生的办公室。医生耐心地为她分析了检查结果,并给出了专业的建议和治疗方案。在整个过程中,医生的态度非常亲切,语气和蔼可亲,使小王感到非常放松和信任。

在接下来的日子里,小王成为了这家健康管理企业的忠实客户。她不仅自己定期进行检查和咨询,还向身边的朋友和家人推荐了这家企业。她说:"这里的医护人员非常专业、热情、有耐心,让我感到非常舒适和放心。"

这个案例告诉我们,良好的服务礼仪对于健康管理企业来说至关重要。通过医护人员的热情接待、专业服务和亲切关怀,小王感受到了温暖和信任,从而成为了这家企业的忠实客户。相反,如果医护人员的态度冷漠、粗心大意或缺乏耐心,很可能会使客户失去信心,从而对企业产生负面影响。

消费者心理应对

类型	表现	心理诊断	处理方法
左瞧右看的客户	"我先看一看,今天暂时不想买……下次再说。"在接受营销人员介绍时,首先就做好了提什么问题做怎样回答的准备。	客户虽然采取了否定的态度,内心却很清楚,一旦这道防线被攻破,此类客户对销售人员来说较容易突破,因为当客户说出了理由时,就会不由自主地进入了解状态。	其实此类客户发出的信号是告诉销售人员:"你不用推销,让我认真了解一下,我满意就会购买。"
紧张胆怯的客户	此类客户普遍怕推销,害怕营销人员,当对其进行推销时,她经常把眼光投向另一边,好像是寻找什么似的,无法安静下来,而且较喜欢手上拿着东西玩,不敢与营销人员对视。	此类客户非常担心销售人员问起个人的私事和不愿意回答的一些个人问题,担心会被销售人员说服。	与其接触时,应以柔和的目光看着对方,并用亲切的语言称赞对方,尽量让客户心理放松下来,寻求相互之间的共同点,排除客户的紧张感,让对方把你当做朋友。
自认内行的客户	"你讲的产品(服务)我早就了解过啦!"或者"我还常帮助你们介绍客人呢!"是此类客户的第一招表现,他认为自己比销售人员知道得多,精通得多。	此类客户不希望健康管理师占优势或控制他,更不想在众人面前不显眼,为了使自己占优势,总是表示"我知道",非常担心被控制。	对于此类客户,健康管理师首先应沉住气,认真听对方讲述,让客户畅所欲言,随时点头表示赞同,鼓励其继续说下去。客户可能在得意时放松警惕,此时,健康管理师应机智幽默地说:"您讲得非常棒,让我学到了很多东西。"此时便是推销之机。
蛮横疑心的客户	此类客户的性格较偏激,几乎把所有问题都集中在某人或某产品上,与你的关系很容易恶化(如产品、服务效果不好等)	此类客户的主要目的是想发泄自己内心的不满,原因可能在于家庭生活、工作和经济等方面有问题,造成个人的心理困扰,所以喜欢与健康管理师争执。	千万记住,不要和客户发生争论,用亲切的态度与其交流,避免给对方造成心理压力,时时观察对方的表情,选择时机进行有效的介绍,声音一定要轻、缓,以关心的谈话方式为主,让他把你当做朋友。
稳健思考的客户	此类客户几乎在种种环境中都很少说话,以沉默居多,在给其介绍产品时,他坐在凳子上思考,完全不开口,只是不时地看看你,翻看一下资料,再看看外面,不说一句话。	此类客户首先想全面了解该产品,更想从介绍过程中摸清健康管理师是否具备专业能力和知识,从而摸清产品(服务)是否值得信赖,这类客户想从健康管理师身上得到一手资料,从而确定是否消费。	对待此类客户,健康管理师首先应具备十足的信心,认为自己是一个专家,对其介绍时一定要注意所说的每一句话,态度要诚恳认真,但不要过于兴奋,可以适当提及一些生活或家庭等问题,缓和一下气氛,让对方稍有点松懈,再有礼有节地进行推销。

类型	表　现	心理诊断	处理方法
冷漠的客户	此类客户生活中比较独来独往,以自我为中心,冷眼看待销售人员,无礼貌,而且难接近,因为此类客户都抱着消费与否无所谓的心态,无论产品(服务)的好与坏,都不轻易确定。	此类客户几乎不喜欢健康管理师介绍,主张通过自己调查了解,喜欢在对自己有利时按自己的想法办事,外表看起来似乎不在乎什么,但内心可是什么都在乎。	对待此类客户首先不要急切地推销,一定要了解清楚对方的思想,煽动其情绪,引起好奇心,使之感兴趣,然后对客户进行简单精练的介绍,让他自己仔细了解。
有好奇心的客户	此类客户没有任何消费障碍,他们大部分较容易接受你,同时希望能将资料带回阅读,如有机会,会耐心听取介绍,并会很认真地提一些恰当的问题。	性格偏外向型的一般都比较冲动,只要一激起消费欲望,就会马上成交,冲动偏向三方面:一是真的喜欢产品(服务);二是非常喜欢销售人员;三是两者都喜欢。	在介绍过程中,一定要强调气氛的制造,销售人员要懂得运用气氛,突出产品(服务)的新奇,让客户兴奋起来,成交便在掌握之中。
人品较好的客户	此类客户文化素质和道德修养较高,对人对事情谦虚有礼,对销售人员不会有任何偏见和看法,甚至有时还站在对方立场上说:"做健康管理师还真的挺辛苦的。"	此类客户大部分都是讲真心话的,不会随便说谎,同时也很认真听介绍,也会提出一些问题,但他们比较讨厌强制性推销。	健康管理师应以绅士态度,很有礼貌地对待此类客户,介绍产品要条理分明,解说得体,认真应用沟通说服技巧。切记,不要因过分小心而紧张。
表现型的客户	此类客户非常讲究包装自己,喜欢说自己有钱,且有过许多辉煌,在谈话中也较喜欢显示自己,抬高身价,说明自己如何如何,如果要消费的话没有任何问题。	此类客户,其实大多数没有钱,可能还负债累累,也没有什么成就,如果暂不交钱或少付款的话,他仍有可能在被激起欲望的前提下消费。	对此类客户可以用附和方式跟从,多称赞或表示认可,并请教成功经验,尽力顾全对方的面子,引诱刺激其购买:"我看您就非常成功,有实力,所以特向您推荐,我想对于您来说是没有任何问题的。"
唯诺是从的客户	不论销售人员说任何事情,介绍任何产品,此类客户都会说"是",表示非常认同介绍,即使是可疑的产品也一样。	其实,此类客户在自己心里已下定决心不消费了,只是随意应答你,想早点打发你而已。他认为只要随便点头说"是"就会让销售人员明白而停止介绍。	如果发现此类客户,就应主动介绍,委婉转变话题,干脆直接反问"为什么今天不决定消费?"客户会因你看穿心思而失去辩解能力,反而会导致对方说出真心话,然后根据情况具体对待。

任务二　客户健康信息采集

一、职业行动与职业知识

职 业 行 动	职 业 知 识
步骤一：营销准备 （1）营销场所：可以在实训室模拟，有条件的教学单位可以到企业模拟实战。 （2）物品与设施：健康调查问卷、纸、笔、电脑、打印机等。任务辅具：血压计、皮尺、身体成分分析仪、企业专用检测仪器等。 （3）耗材：根据实训需要进行准备。	健康调查问卷样例模板——健康管理档案 （一）基本信息 姓　　名：<u>李××</u> 性　　别：☑男　□女 出生日期：<u>1972 年 9 月 16 日</u> 籍贯所在地：<u>黑龙江</u> 婚姻状况：☑已婚　□未婚 生育状况：☑已育　□未育　□孕期 联系方式：<u>（微信联系）</u> 方便联络时间：□上午（10：00—12：00）　☑下午（13：00—17：00） 是否愿意接受回访：☑是　□否 现　住　址：_____ 职　　业：<u>个体经营</u>

| 步骤二：前期准备

（1）熟悉咨询沟通相关技巧。

（2）熟悉相关调查问卷的内容和客户的基本情况，并已经与客户建立了良好的沟通情感和信任基础。

（3）场地准备、人员分组、营销培训。

（4）预期结果设想及心理准备、压力训练、挫折训练。 | （二）健康产品消费经历（请在横线处注明具体内容） |

	经常食用的药品和健康食品	（请注明名称）<u>复合维生素, 鱼油</u>
	您一年在药品和保健品上的消费	□500 元以下　　□500～1000 元 ☑1000～5000 元　□5000 元以上
	您购买药品和保健品会受到广告影响吗？	□是　☑否
	消费时您最注重什么？	□价格　☑功能　□品牌　□包装　□知名度
	您经常更换保健产品吗？	□是　☑否

职 业 行 动	职 业 知 识	
	您印象中最深的保健品品牌	_____ _____ _____
	血型:□A □B □AB □O (不明) 身高: 172.2 cm 体重: 74 kg 流产史:□有 □无	
	嗜好	吸烟:□两天一盒 □三天两盒 ☑一天 2 支 □其他 饮酒:□红 ☑啤 ☑白 (冬天喝白的夏天喝啤的)
	饮食习惯	喜食:□酸 □甜 □苦 ☑辣 ☑咸 口感:□酸 □甘 ☑苦 □咸 口味:☑荤 □素 □油炸 □生冷 ☑烧烤 饮品:□冷饮 □热饮 ☑茶 □咖啡 □果汁 　　　□碳酸饮料 □酸奶 □豆浆 饮食是否规律:☑是 □否
	睡眠情况	入睡时间:□21点—22点 ☑22点—23点 　　　　　☑23点—24点 □24点以后 睡眠时间:□5小时以下 ☑5～6小时 □6～7小时 　　　　　□7～8小时 □8小时以上 睡醒后感觉:□轻松 ☑昏沉 是否打鼾:☑是 □否 做梦情况:□每天 ☑偶尔 □从不 起夜情况:□从不 □偶尔 □1次/晚 □2次/晚 　　　　　☑2次以上/晚
	排便情况	排便次数:□1次/日 □2次以上/日 ☑2～3日一次 　　　　　□3日以上一次 排便时间:□早晨 ☑中午 ☑晚上 排便时长:□5分钟以上 ☑10分钟以上 □其他____ 大便形态:□正常 　　　　　☑不正常(☑干燥 □便溏 ☑排便后仍有便意) 小便:☑黄 □清长 ☑尿频 □味道重 □淋漓不尽
	运动情况	□散步 □爬山 □游泳 □球类 □慢跑 □跳舞 □气功 ☑家务 □瑜伽 □有氧操 频率: 偶尔做家务
	免疫信号	☑晕 □眩 □痒 ☑酸痛 □过敏 □喘 □肿 □胀 ☑倦 □抽筋 □烦躁 ☑健忘 手的温度:□热 ☑温 □凉 □出汗 脚的温度:□热 □温 □凉 ☑出汗

续表

职 业 行 动	职 业 知 识
妇科情况	月经周期：____天 月经规律：____天/次 （□先期　□后期　□不固定） 经量：□适量　□多　□少 月经颜色：□红　□深红　□淡红　□黑/褐 　　　　　　□血块　□血丝 月经前后症状：□头痛　□泄泻　□情志异常 　　　　　　　　□乳房胀痛　□痛经 白带情况：□清　□薄　□稀　□黄　□异味 其他妇科疾病：_____
既往史	□心脏病　☑高血压　□糖尿病　□风湿　□关节炎 □中风　☑痛风　□癌症　☑脂肪肝　□酒精肝 □头痛　□其他：_____
接受过 何种手术	无
家族病史	心脏病
（三）面诊	
面色	□苍白　□深红　☑萎黄　□黑色　□青色　□正常 ☑其他：轻微发红
眼睛	□黑眼圈　☑眼袋　□眼周细纹　□眼白黄　☑眼白充血 □眼无神　□上眼皮肿
皮肤	□全面斑　□颧骨斑　□真皮斑　□雀斑　□妊娠斑 □额头斑　□粉刺　□暗疮　□痘印　☑红血丝 □细纹　□大红脸
嘴唇	□唇白　☑唇红　□唇青　□唇紫　□唇黑　☑唇干裂 □唇糜烂　□口角生疮
（四）舌诊	
舌色	□淡红　□淡白　☑红　□绛　□紫　□青
舌形	□苍老　□娇嫩　☑胀大　□薄瘦　□芒刺　□裂纹 □齿痕
舌态	□萎软　□强硬　□歪斜　□颤动　□麻痹　□短缩 □舌纵　□吐弄
舌下脉络	☑怒张　□弯曲　□增生　□紫暗　□正常
舌苔	☑薄　□厚　□润　□燥　□腻　□剥落
苔色	□白　☑黄　□灰　□黑

职 业 行 动	职 业 知 识	
	（五）体征	
	汗液	☐无汗　☐自汗　☑盗汗　☐正常（偶尔盗汗）
	疼痛	部位：　肩颈　头部　腰部　　性质：　酸痛　 程度：＿＿＿＿＿＿
	体质	☐怕冷　☑怕热　☐正常
	感觉	☐手脚凉　☐手脚热　☐腰背凉　☐小腹凉
	（六）检测报告	
	医疗体检（医院体检报告单复印件粘贴处）	

中医体质辨识报告

××健康产业

客户姓名：李××　　　　　性别：男
出生日期：1972-09-16　　　会员卡号：19720916020

测试结果：

一级测试结果：
以痰湿质为主，兼有湿热质体质，以及阴虚质、气郁质、气虚质体质倾向，并有血瘀质体质偏性。

一级易发疾病：
肥胖、水肿、冠心病、高血压、高脂血症、糖尿病、代谢综合征、痛风、气管炎、胸膜炎。

二级测试结果：
无

测试结果雷达图

续表

职 业 行 动	职 业 知 识
	测试结果柱状图

调养建议：

痰湿质的发生、发展，多由于津液运化失司，脾不散精，精微物质运行输布障碍与转化失调，痰湿凝聚、互蕴，迁延日久而逐渐形成以黏滞重浊为主的偏颇体质状态。因而针对痰湿质的养生，一定要顾及健脾化湿，不可一味利水，反而容易伤及脾肾。此外，中医认为，温能化饮，因而痰湿质养生应适度偏温。宜清利、宣散、温通三法并用为好。

（1）精神调养：痰湿质的人多性情温和，稳重谦恭，善于忍耐，要尽量减少不良情绪的蓄积，学会寻找适宜的宣泄渠道，以达气机调畅的目的；培养业余爱好，转移注意力；适当增加社会活动。

（2）起居调摄：居住环境宜干燥而不宜潮湿，阴雨季节尤需注意湿邪的侵袭。平时多进行户外活动。衣着应透气，经常晒太阳或进行日光浴。在湿冷的气候条件下，应减少户外活动，避免受寒淋雨。克服慵懒惰性习惯，不要过于追求安逸，贪恋床榻。

（3）饮食调养：饮食应以清淡为原则，少食肥甘厚味及甜、黏、油腻的食物，酒类也不宜多饮，且勿过饱。一些具有健脾利湿、宣肺化痰、通利三焦的食物应多食用，如白萝卜、冬瓜、荸荠、紫菜、海蜇、洋葱、枇杷、白果、大枣、扁豆、西瓜、薏苡仁、红小豆、蚕豆、包菜等。

（4）体育锻炼：痰湿质之人多形体肥胖，易于困倦，故应长期坚持体育锻炼，散步、慢跑、游泳、球类、武术（如五禽戏等）、八段锦以及各种舞蹈，均可选择。可根据个人情况适当做一些时间较长的有氧运动。运动时间以下午 2—4 点最佳，活动量应逐渐增强，让疏松的皮肉逐渐转变成结实、致密的肌肉。气功方面，可练习站桩功、保健功、长寿功等运气功法。

（5）药物养生：痰湿与肺脾肾关系最为密切，故重点在于调补肺脾肾三脏。常用药物有白术、苍术、山药、扁豆、薏苡仁、黄芪、防己、泽泻、荷叶、橘红等升清醒脾、化利湿浊之品。若因肺失宣降，津失输布，液聚生痰，可选二陈汤；若因脾不健运，湿邪困脾，可选参苓白术散；若肾虚不能制水、水泛为痰，可选金匮肾气丸。

（七）店内调理计划	
调理顺序	

职 业 行 动	职 业 知 识	
机能性食品 调理建议	第一个月：	
	第二个月：	
	第三个月：	
气血运行 调理建议		
（八）居家调理计划		

（居家、饮食、起居、运动等生活方式建议粘贴处）

1. 高血压的概念、病因、症状和诊断

（1）概念。高血压是一种以动脉血压持续升高为主要表现的慢性病，常引起心、脑、肾等重要器官的病变并出现相应的后果。发病率随着年龄增长而增高，40岁以上者发病率较高。

（2）病因。

中医：高血压属于中医的"眩晕""头痛""中风"等范畴。总的认识属虚者居多，如患者平素气血亏虚，心、肝、肾三脏阴阳失调，加之忧思恼怒，或饮酒饱食等诱因，以致气血运行受阻或阴亏于下，肝风内动，肝阳上亢，阳化风动，血随气逆，挟痰挟火，瘀阻经脉，而形成上实下虚，阴阳互不维系的证候。

西医：西医认为高血压病因不明，与发病有关的因素有如下几种。

年龄——发病率有随年龄增长而增高的趋势，40岁以上者发病率较高。

食盐——摄入食盐多者，高血压发病率高。

体重——肥胖者发病率高。

遗传——大约半数高血压患者有家族史，可能与遗传性肾排钠缺陷有关。

职业环境——有噪声的工作环境，过度的脑力劳动均易引发高血压。城市发病率高于农村。

（3）症状。高血压在临床上常见的症状有头痛、头晕、耳鸣、健忘、失眠、乏力、心悸、烦躁等一系列神经系统功能失调的表现。

一期：血压高，一般无症状，器官无损伤。

二期：头痛、头晕、健忘、失眠、心悸、右心室肥大、尿液有蛋白、眼底异常。

三期：心脑（卒中）、肾（尿毒症）、视乳头水肿。

职 业 行 动	职 业 知 识
	突发性高血压表现:血压急剧升高,并有剧烈头痛、恶心、视力模糊、眼底出血、渗出和视乳头水肿、昏迷,肾脏损害突出,持续蛋白尿、血尿与管型尿等。 (4)诊断。

类　　别	收缩压/mmHg	舒张压/mmHg
理想血压	<120	<80
正常血压	<130	<85
正常高值	130～139	85～89
1级高血压(轻度)	140～159	90～99
2级高血压(中度)	160～179	100～109
3级高血压(重度)	≥180	≥110
单纯收缩性高血压	≥140	<90

在排除各种干扰因素的情况下,收缩压≥140 mmHg 或舒张压≥90 mmHg(非同日 3 次测量),即可诊断为高血压。

2. 高血压的中医分型

(1)肝阳上亢。

临床表现:头痛眩晕,急躁易怒,口苦口燥,咽干,两目干涩,舌红少苔,脉弦,便秘,月经不调,失眠。

治疗方案:疏肝通达灸＋肝胆手法＋养肝硒壳聚糖,蓝莓口服液。

(2)气滞血瘀。

临床表现:面色舌色晦暗,胸胁胀痛,急躁抑郁,身体有痛感,四肢麻木,肌瘤,结节,健忘,心慌,月经不调。

治疗方案:温煦灸/疏肝通达灸＋肝胆手法＋养肝硒壳聚糖,蓝莓口服液。

(3)痰浊中阻。

临床表现:头重昏蒙,痰浊头痛,胸脘胀满,视物旋转,胸闷痰涎,食少多寐,舌苔白腻。

治疗方案:疏肝通达灸＋肝胆手法＋养肝硒壳聚糖,蓝莓口服液。

(4)肝肾阴虚。

临床表现:虚热内扰,腰胁胀痛,目眩,眼干,目花,易疲劳,肢体麻木,肋隐痛,腰膝酸软。

治疗方案:温煦灸/元气灸＋通督正阳,补肾罐＋养肝,养肾硒壳聚糖,蛹虫草冲剂。

(5)颈性高血压。

临床表现:麻木,上肢虚弱,情绪烦躁,颈椎僵硬,血压不稳,降压药不敏感。

治疗方案:温煦灸/疏肝通达灸＋肩颈双人罐,肩颈加强手法＋养肝硒壳聚糖。

3. 高血压患者的日常调理、饮食调理、注意事项

(1)低盐,每日食盐摄入量不超过 5 克。

(2)尽量少吃或不吃糖果、点心、油炸食品,不喝甜饮品,少吃或不吃辛辣食物。

(3)少吃含钙多的食物。

(4)戒烟戒酒。

(5)用植物油烹调菜肴,以橄榄油、玉米油、葵花籽油、花生油为好。

职 业 行 动	职 业 知 识
	主食:小米、玉米面、燕麦片。 副食:大豆及豆制品、花生、杏仁、核桃、牛奶、香菇、蘑菇、油菜、黑木耳、银耳、芹菜、海带、海蜇、土豆、竹笋、瘦肉、鱼类。 (伴有习惯性便秘者,要常吃香蕉、柿子、西瓜、香瓜、蜂蜜、玉米粉等食物,以利润肠通便。) 药膳:决明子、葛根、菊花、枸杞子、丹参、牛膝等。 服用方法:可煲汤、煮粥、代茶饮。 饮品:绿茶,果汁,蔬菜汁,白开水。 运动保健、运动项目:太极拳、八段锦、五禽戏。慢跑、踩静止自行车、气功等。 注意事项:高血压患者不宜参加冬泳。不要做动作过猛的低头弯腰、体位变化幅度过大或用力屏气的动作,以免发生意外。 4. 运动健身的一般性建议 (1) 时间:晨起,日出之后;或下午 15:00—17:00。每次 20~40 分钟。 (2) 地点:空气清新、安静的公园、绿地、山坡、湖畔等。如户外环境不佳可于安静宽敞、通风良好的室内进行。 (3) 外环境:根据气温增减衣物,以运动后微微出汗为度。禁忌大风、大雾、雨雪、温度过低或过高时进行户外运动。 (4) 强度:以运动后微微出汗,略感疲劳为度。禁忌大汗、过度疲劳。并禁忌酒后、过饥饿过饱过劳状态下运动。如果病情严重,血压过高时不宜进行健身运动。 5. 起居保健 (1) 定时排便,不宜久蹲用力大便。 (2) 寒冷季节要注意保暖。 (3) 劳逸结合,弛张有序,保持情绪稳定。 日常起居的一般性建议: (1) 卧室不宜有噪声,休息时能保证良好的遮光。室内温度保持在 20 ℃左右。湿度以个人感觉舒适为度。 (2) 室内布置以简洁为主,不宜有过于烦琐的设施,避免各种棱角和带刺的设施物品,地面避免放置太多物品以免磕绊,空中避免悬挂不结实的物品。 (3) 每日睡眠不低于 7 个小时,午睡应以 1 个小时左右为宜。 6. 穴位保健 (1) 治疗高血压的穴位很多,如尺泽穴、曲池穴、少海穴、养老穴、昆仑穴、劳宫穴、合谷穴、后溪穴、足三里穴等。 (2) 涌泉穴也是个不错的降压穴位,晚上烫烫脚,然后搓脚心(涌泉),降压效果很好。 (3) 三阴交和悬钟穴正好位于小腿的两侧,从两边对敲这两个穴位也有很好的降压效果。 7. 音乐疗法 (1) 降血压推荐听舒缓的音乐。

续表

职 业 行 动	职 业 知 识
	（2）心情抑郁时推荐听节奏明快、心情振奋的音乐。 （3）心情烦躁时推荐听安静、温暖的音乐。 8. 旅游养生 （1）选择自然风景优美的旅游景点，尽量少去过于拥挤的地方。 （2）海滩、山林、草原等地，往往空气清新，富含负离子，对高血压患者康复有利。 （3）旅游时间以春秋时段为宜，尽量避免过热或过冷的季节外出旅游，或避免去过热过冷的地区旅游。 （4）旅游期间应尽量保持科学的饮食规律，不可过度贪恋各地特色风味食品。 （5）旅游期间尽量保持合理规律的作息时间，不可过度劳累，尤其要避免彻夜娱乐和过度烟酒。 9. 心理疗法 （1）环境准备：环境安静宜人，播放舒缓悠扬的音乐。 （2）全身放松：保持舒适的坐姿或平躺，从头到脚每个关节逐步放松，达到全身放松的状态。 （3）排除杂念：排除任何念头，让思维停留在前念已灭、后念未生的空当里。 （4）深慢呼吸：保持深度、腹式呼吸，节奏舒缓、均匀。 （5）每次训练时间保持15分钟，每日坚持做一至两次，反复训练。 10. 疾病危害 （1）心脏问题：冠心病，心绞痛，心肌梗死，心律失常。 （2）脑部：脑供血不足，脑梗死，脑血栓，脑出血等。 （3）肾脏：蛋白尿，肾炎，慢性肾衰。 （4）眼睛：视力下降，眼底出血，白内障，失明。 （5）多脏器功能衰竭，死亡。
步骤三：营销实战训练 （1）分组设定健康信息采集情景，包括客户性别、年龄、职业等。 （2）设定角色，包括角色性格、素质、文化水平等因素。 （3）组内成员分别扮演营销人员和客户，实施健康信息采集过程。 （4）保证有效沟通15分钟以上。	1. 健康信息采集——问卷调查

职 业 行 动	职 业 知 识
	2. 健康信息采集——体格测量 3. 健康信息采集——亚健康数据收集

二、任务测评

任务测评内容

(一)知识测评

(1)确定本任务的关键词,按重要程度进行关键词排序,并进行举例解读。

(2)根据自己对重要信息的捕捉和理解,将关键词进行排序、创新和权重划分,对自己在各关键词领域的表现进行自评打分,满分 100 分(表 2-2-5)。

表 2-2-5 客户健康信息采集知识测评表

序 号	关键词	解读举例	权 重	自评分数	得 分
1					
2					
3					
4					
5					
总 分					

（二）能力测评

对表 2-2-6 内的信息采集能力内容进行打分,按完成度打分,未完成不得分。

表 2-2-6 客户健康信息采集能力测评表

序 号	能力打分依据	分 值	得 分
1	健康信息采集物品准备	5	
2	健康调查表、相关仪器设备使用熟悉程度	15	
3	营销话术熟练程度	15	
4	心理素质	15	
5	信息采集能力整体表现	50	
总 分			

（三）素养测评

对表 2-2-7 所列综合素养内容进行测评打分,做到即可得分,未做到不得分。

表 2-2-7 客户健康信息采集综合素养测评表

序 号	综合素养打分依据	分 值	得 分
1	服务态度	20	
2	敬业精神	20	
3	团队合作意识	20	
4	端正的营销观念	20	
5	为客户及人群健康服务的意识	20	
总 分			

（四）拓展训练

（1）请列举在客户健康信息采集中易出现的问题,分析问题产生的原因并提出解决办法。

（2）在健康信息采集过程中客户常见的反馈问题有哪些？列举相关问题并尝试解决。

（3）去健康管理企业参观见习，与有经验的健康管理工作人员进行沟通交流。

三、学习考评

客户健康信息采集学习考评表

（一）考评项目

根据所学知识，自选一类存在健康问题的客户，模拟完成健康信息采集流程，完成考评报告。

（二）考评准备

1. 学生准备

学生按照教学进度计划，已经完成以下学习任务并达到 70 分以上的，可以实施学习考评。

（1）掌握并灵活运用相关沟通技巧。

（2）准确把握目标客户健康问题及健康服务需求。

（3）灵活掌握健康调查问卷的功能和使用技巧。

（4）合理使用相关仪器设备，辅助健康信息采集。

（5）端正对待客户的服务态度，养成良好的职业道德，树立团队合作意识和敬业精神以及正确的销售观念，形成健康服务信息采集的职业素养和价值观。

（6）树立为国家大健康产业服务的志向。

2. 教师准备

（1）在对学生实施考评前，通过课堂讨论、作业、实训和考核等方式确认学生已经具备了考评所需的知识、技能和素养。

（2）对参与和配合教师考评的学生进行监督和考评规则等的培训，确保考评的准备性和公平性。

（3）准备好考评记录、考评测试调查问卷、仪器设备等。

（三）考评内容、方法及标准

（1）被考评学生根据考评员提供的健康调查问卷和客户健康问题资料进行健康信息采集，要求 45 分钟内完成。

（2）学生两人一组，组内进行角色扮演，组间互相考评。

（3）详细记录考评过程的信息和数据、完成时间，展示错误及出现的问题。

（4）整个考评要求在 90 分钟内完成。

考评内容及评分标准见表 2-2-8。

表 2-2-8　考评内容及评分标准表

序号	评分项	评分内容	评分标准	分值	扣分
1	职业素养	□具有良好的服务态度 □具有崇高的敬业精神 □具有较强的团队合作意识 □具有端正的营销观念 □具有为客户及人群健康服务的意识	未完成一项扣 5 分	25	

续表

序号	评分项	评分内容	评分标准	分值	扣分
2	专业技能	□能够合理使用相应的沟通技巧 □能够熟练使用健康调查问卷 □能够熟练运用相关的仪器设备 □能够化解对话危机 □具备较强的心理素质 □具有较强的语言表达沟通能力	未完成一项扣10分	60	
3	工具和设备使用能力	□能够充分准备信息采集的物品和资料 □能够熟练使用辅助检测仪器设备	未完成一项扣5分	10	
4	综合表现	整体健康信息采集过程顺利、流畅	未完成扣5分	5	
总　　分					

(四)考评报告

考评分为理论考评和实操考评,理论考评部分要求学生按教师给定的题目设计健康信息采集实施方案,方案经教师审查合格后方可进行实操考评。

四、扩展阅读

客户健康信息采集常用的方法和手段

健康信息采集是客户健康管理的关键步骤,根据具体情境和需求选择合适的方法来收集客户的健康信息,同时,需要注意保护客户的隐私和信息安全,确保收集和使用客户健康信息的合法性和合规性。

客户健康信息采集主要有以下几种方法。

(1)健康调查问卷:通过设计并分发问卷,收集客户个人的健康信息,如医疗史、家族疾病史、饮食习惯、运动习惯等。这种方法可以快速、高效地收集大量客户的健康信息。

(2)体检和化验:通过客户定期的身体检查和化验,获得客户个人的生理指标,如血压、血糖、血脂、尿检等。这种方法可以较为准确地获取客户的健康信息,但需要一定的时间和精力。

(3)健康监测设备:使用健康监测设备,如智能手环、智能手表等,实时监测客户的健康状况,如心率、睡眠质量、步行距离等。这种方法可以实时、动态地收集客户的健康信息,但需要客户具备一定的科技素养。

(4)移动应用程序:通过开发移动应用程序,让客户自主输入健康信息,如体重、血压、心率等。这种方法具有便捷性和实时性,但需要客户具备一定的自我健康管理能力和使用技能。

(5)社交媒体和在线社区:通过分析社交媒体和在线社区中的用户言论和行为,获取客户的健康信息,如饮食习惯、运动习惯、心理健康状况等。这种方法具有广泛性和匿名性,但需要借助一定的数据挖掘和分析技术。

健康检测与评估服务

一、项目概述

健康检测与评估是健康管理工作的重要步骤之一,健康管理师通过健康教育、健康咨询,给客户进行健康检测,根据健康检测结果,进行健康评估,从而为客户制订个性化的健康管理方案。

健康检测是对健康状况进行检测与评估,是对身体健康、亚健康和疾病科学认识的基础上的逐步完善。健康检测的目的是"预防为主"和"治未病",通过物理检查发现异常体征,从常规化验数据的量变中寻找质变的信息,通过中医诊查手段全面发现身体问题,做到早发现、早预防、早干预。

二、项目要求

本项目面向从事健康管理服务的相关人员,如医护人员、营养师、健身教练等,以及有志于从事健康管理服务的各类人才。健康检测与评估服务过程要符合健康管理相关企业服务人员为客户进行健康检测与干预的真实过程,并完成下列职业行动。

（1）模拟健康管理服务流程,为客户进行相关项目的健康检测与评估服务。

（2）与客户进行有效的沟通,包括聆听、询问、解释等技巧,提高与客户沟通的能力。

（3）根据客户的健康状况,学习如何为客户提供专业、合理的健康检测服务,并对客户相关健康问题进行准确评估和指导。

三、学习目标

（1）掌握并灵活运用健康管理服务流程。

（2）掌握与客户进行有效沟通交流的技巧。

（3）根据客户的健康状况准确选择合适的健康检测,指导客户选择相应的健康检查。

（4）准确恰当地进行健康检测和结果评估。

（5）端正对待客户的服务态度,养成良好的职业道德,树立团队合作意识和敬业精神以及正确的销售观念,形成健康服务良好的沟通职业素养和价值观。

（6）树立为国家大健康产业服务的志向。

四、学习载体

真实或虚拟的健康管理企业工作环境,相关健康检测仪器和设备,如身体成分分析仪、骨密度仪、心电图仪等。中医检测理论和方法有面诊、手诊、脉诊、眼诊等,以及中医的五运六气预测学技能。

任务一　健康检测与评估服务项目介绍

一、职业行动与职业知识

职 业 行 动	职 业 知 识
步骤一:营销准备 （1）营销场所:可以在实训室模拟,有条件的教学单位可以到企业模拟实战。 （2）物品与设施:健康服务日志、纸、笔、电脑、打印机等。 （3）任务辅具:身体成分分析仪、骨密度仪、企业专用检测仪器等。 （4）耗材:根据实训需要进行准备。	**（一）项目介绍——以骨密度检测项目为例** **1. 检测目的** 骨密度检测是一种评估骨骼健康状况的重要方法,主要用于检测骨质疏松症、骨折风险评估以及治疗效果监测等。通过骨密度检测,医生可以了解患者的骨骼质量、骨强度以及骨折风险,从而制订出针对性的治疗方案。 **2. 检测方法** 骨密度检测主要采用以下两种方法。 （1）超声波骨密度仪:利用超声波在骨骼中的传播速度来测量骨密度。这种方法操作简单、无痛无害,适用于儿童、孕妇和老年人等人群。 （2）双能 X 线吸收法（DXA）:通过测量 X 线经过骨骼后的能量衰减值来计算骨密度。此方法精度较高,是临床常用的骨密度检测方法。
步骤二:前期准备 （1）熟悉相关仪器设备的功能和作用。 （2）熟悉相关仪器的操作,并已经与客户建立了良好的沟通情感和信任基础。 （3）场地准备、人员分组、营销培训。 （4）预期结果设想及心理准备、压力训练、挫折训练。	**3. 适用人群** 骨密度检测适用于以下人群。 （1）老年人:骨质疏松症是老年人的常见病,通过骨密度检测可以及早发现并采取预防措施。 （2）绝经后女性:由于雌激素水平下降,容易导致骨质疏松症,因此需要进行骨密度检测。 （3）患有某些疾病或长期使用某些药物的人群:如长期使用激素类药物、患有类风湿关节炎等疾病的人群,也需要定期进行骨密度检测。 **4. 注意事项** 在进行骨密度检测时,需要注意以下几点。 （1）避免辐射:双能 X 线吸收法（DXA）在检测过程中会释放一定量的辐射,但剂量很小,一般不会对健康造成影响。孕妇和备孕期间的女性应提前告知医生。 （2）检测前准备:检测前需要告知医生最近使用的药物、饮食情况以及运动习惯等,以便医生对检测结果进行准确解读。 （3）穿着要求:检测时需要脱去上半身的衣服,因此请穿着便于脱卸的衣物。 （4）配合医生:在检测过程中,需要按照医生的指示进行操作,保持静止不动,以确保检测结果的准确性。 **5. 结果解读** 根据骨密度检测结果,可以得出以下结论。 （1）正常值:骨密度在正常范围内,骨折风险较低。 （2）骨量减少:骨密度低于正常范围,存在骨折风险,需要采取预防措施。 （3）骨质疏松症:骨密度显著低于正常范围,骨折风险较高,需要接受治疗。

职 业 行 动	职 业 知 识
	(4) 不同程度缺钙等情况:骨密度检测结果可以反映体内钙营养状况,如缺钙可导致骨骼质量下降,增加骨折风险。 6. 治疗方法 根据骨密度检测结果,医生会制订相应的治疗方案,包括以下措施。 (1) 饮食调整:增加含钙食物的摄入,如牛奶、豆腐、海带等,以改善钙营养状况。 (2) 运动锻炼:进行适当的运动锻炼可以增强骨骼强度,降低骨折风险。例如,负重运动(如跑步、跳跃等)和抗阻运动(如举重、俯卧撑等)都可以提高骨骼质量。 (3) 药物治疗:对于骨质疏松症患者,医生可能会开具抗骨质疏松药物,如双磷酸盐类药物等,以增加骨密度,降低骨折风险。 (4) 综合治疗:对于骨密度严重下降或存在多处骨折风险的患者,可能需要进行综合治疗,包括药物治疗、物理治疗和康复训练等。 7. 预防措施 为预防骨质疏松症的发生,可以采取以下预防措施。 (1) 均衡饮食:保持均衡的饮食摄入,增加钙、磷等矿物质的摄入量,同时控制钠的摄入量,以维持正常的骨骼代谢。 (2) 适量运动:进行适量的运动锻炼可以增强骨骼强度和肌肉力量,降低骨折风险。建议每周进行至少150分钟的中等强度有氧运动或75分钟的高强度有氧运动。
步骤三:营销实战训练 (1) 分组设定相关健康检测项目介绍情景。 (2) 设定角色,包括角色性格、素质、文化水平等因素。 (3) 组内成员分别扮演营销人员和客户,实施健康检测项目介绍过程。 (4) 保证有效沟通15分钟以上。	(二) 健康检测服务项目举例 1. 血压检测

续表

职 业 行 动	职 业 知 识
	2. 动脉硬化检测 3. 骨密度检测

二、任务测评

任务测评内容

(一) 知识测评

(1) 确定本任务的关键词,按重要程度进行关键词排序,并进行举例解读。

(2) 根据自己对重要信息的捕捉和理解,将关键词进行排序、创新和权重划分,对自己在各关键词领域的表现进行自评打分,满分 100 分(表 2-3-1)。

表 2-3-1　健康检测与评估服务项目介绍知识测评表

序　号	关 键 词	解 读 举 例	权　重	自 评 分 数	得　分
1					
2					
3					
4					
5					
总　　分					

(二)能力测评

对表 2-3-2 内的健康检测与评估服务项目介绍能力内容进行打分,按完成度打分,未完成不得分。

表 2-3-2　健康检测与评估服务项目介绍能力测评表

序　号	能力打分依据	分　值	得　分
1	健康检测与评估服务项目物品准备	5	
2	检测项目内容和作用熟悉程度	15	
3	营销话术熟练程度	15	
4	心理素质	15	
5	检测与评估整体表现	50	
总　　分			

(三)素养测评

对表 2-3-3 所列综合素养内容进行测评打分,做到即可得分,未做到不得分。

表 2-3-3　健康检测与评估服务项目介绍综合素养测评表

序　号	综合素养打分依据	分　值	得　分
1	服务态度	20	
2	敬业精神	20	
3	团队合作意识	20	
4	端正的营销观念	20	
5	为客户及人群健康服务的意识	20	
总　　分			

(四)拓展训练

(1)请列举在健康检测与评估服务项目介绍中易出现的问题,分析问题产生的原因并提出解决办法。

(2) 在项目介绍过程中客户常见的反馈问题有哪些？列举相关问题并尝试解决。

(3) 去健康管理企业参观见习,与有经验的健康管理工作人员进行沟通交流。

三、学习考评

健康检测与评估服务学习考评表

(一) 考评项目

根据所学知识,自选一种健康检测与评估服务项目,介绍健康检测项目的功能,完成考评报告。

(二) 考评准备

1. 学生准备

学生按照教学进度计划,已经完成以下学习任务并达到70分以上的,可以实施学习考评。

(1) 掌握并灵活运用相关沟通技巧。

(2) 准确把握目标客户健康问题及健康服务需求。

(3) 灵活掌握健康检测项目的功能。

(4) 合理使用相关仪器设备,辅助健康检测与评估。

(5) 端正对待客户的服务态度,养成良好的职业道德,树立团队合作意识和敬业精神以及正确的销售观念,形成健康检测与评估的职业素养和价值观。

(6) 树立为国家大健康产业服务的志向。

2. 教师准备

(1) 在对学生实施考评前,通过课堂讨论、作业、实训和考核等方式确认学生已经具备了考评所需的知识、技能和素养。

(2) 对参与和配合教师考评的学生进行监督和考评规则等的培训,确保考评的准备性和公平性。

(3) 准备好考评记录、考评测试调查问卷、仪器设备等。

(三) 考评内容、方法及标准

(1) 被考评学生根据考评员提供的健康检测与评估项目资料进行介绍,要求45分钟内完成。

(2) 学生两人一组,组内进行角色扮演,组间互相考评。

(3) 详细记录考评过程的信息和数据、完成时间,展示错误及出现的问题。

(4) 整个考评要求在90分钟内完成。

考评内容及评分标准见表2-3-4。

表 2-3-4　考评内容及评分标准表

序号	评分项	评 分 内 容	评 分 标 准	分值	扣分
1	职业素养	□具有良好的服务态度 □具有崇高的敬业精神 □具有较强的团队合作意识 □具有端正的营销观念 □具有为客户及人群健康服务的意识	未完成一项扣5分	25	

续表

序号	评分项	评分内容	评分标准	分值	扣分
2	专业技能	□能够合理使用相应的沟通技巧 □能够熟练介绍相关健康检测项目 □能够熟练解释健康检测项目的结果和意义 □能够化解对话危机 □具备较强的心理素质 □具有较强的语言表达沟通能力	未完成一项扣10分	60	
3	工具和设备使用能力	□能够充分准备营销物品和资料 □能够熟练使用辅助检测仪器设备	未完成一项扣5分	10	
4	综合表现	整体健康检测项目介绍过程顺利、流畅	未完成扣5分	5	
总　　分					

(四)考评报告

考评分为理论考评和实操考评,理论考评部分要求学生按教师给定的题目设计健康检测与评估服务咨询的营销话术及实施方案,方案经教师审查合格后方可进行实操考评。

四、扩展阅读

基因健康管理

随着基因组学和生物信息学的快速发展,基因健康管理逐渐成为一种全面的健康解决方案。它涉及多个方面,包括基因检测、健康咨询、预防措施、个性化治疗、健康跟踪、社区参与、跨学科合作和数据共享。

(一)基因检测

基因检测是基因健康管理的重要组成部分。它通过检测个体基因序列的变异情况,评估患某些疾病的风险。基因检测的方法包括基于芯片的杂交、聚合酶链式反应(PCR)扩增、测序等技术。在实施基因检测时,需要采集个体样本,如血液、唾液等,并送至实验室进行检测。实验室建设应符合相关标准和规范,以确保检测结果的准确性和可靠性。

(二)健康咨询

健康咨询是基因健康管理的另一个关键环节。它通过对个体进行健康状况评估和解释检测结果,为个体提供个性化的健康建议。在咨询过程中,专业医护人员会解释检测结果的含义,并针对个体的健康状况提供饮食、运动、生活习惯等方面的建议。此外,健康咨询还可以为个体提供心理健康支持,帮助客户更好地应对压力和焦虑。

(三)预防措施

预防措施是基因健康管理中的重要环节。根据基因检测结果和健康咨询的建议,个体可以采取相应的预防措施,如调整饮食、制订运动计划、接种疫苗等。此外,预防措施还包括定期进行身体检查和生化指标检测,以及根据医生建议进行必要的预防性手术治疗等。

(四)个性化治疗

个性化治疗是根据个体的基因检测结果和疾病状况,制订针对性的治疗方案,包括根据基因检测结果进行靶向治疗、免疫治疗、基因修复等。个性化治疗的好处在于可以提高治疗效果，减少副作用，并降低治疗成本。

（五）健康跟踪

健康跟踪是基因健康管理的重要环节。通过定期进行身体指标检测和建立健康档案，可以及时发现并跟踪个体的健康状况。健康跟踪不仅可以提醒个体及时采取预防措施，还可以为医生提供实时数据，以便调整治疗方案。

（六）社区参与

社区参与是基因健康管理的一个重要方面。通过在社区中普及基因健康管理的知识，提高公众对基因健康管理的认识和接受度。此外，社区还可以提供相应的服务和支持，如建立健康促进机构、提供营养指导等。

（七）跨学科合作

跨学科合作是基因健康管理成功的关键。它涉及多个领域，如医学、生物学、心理学、社会学等。通过跨学科合作，可以综合多学科的知识和技能，为个体提供更全面的健康管理方案。此外，跨学科合作还可以促进信息共享和学术交流，推动基因健康管理领域的发展。

（八）数据共享

数据共享是基因健康管理中不可或缺的一环。在基因健康管理中，需要收集和处理大量数据，如个人信息、基因序列、健康状况等。数据共享可以促进信息流通和学术合作，提高数据利用效率和研究成果的可信度。同时，数据共享还可以保护个人隐私和数据安全，遵守相关法律法规和伦理规范。

总之，基因健康管理是一个全面的健康解决方案，涉及多个方面。通过基因检测、健康咨询、预防措施、个性化治疗、健康跟踪、社区参与、跨学科合作和数据共享等方面的综合管理，可以更好地维护个体的整体健康状况，提高生活质量。同时，基因健康管理还有助于早期发现和治疗疾病，降低医疗成本，提高社会整体健康水平。

任务二 健康检测与评估服务操作

一、职业行动与职业知识

职 业 行 动	职 业 知 识
步骤一：营销准备 （1）营销场所：可以在实训室模拟，有条件的教学单位可以到企业模拟实战。 （2）物品与设施：健康服务日志、纸、笔、电脑、打印机等。	（一）项目检测服务模板——以动脉硬化检测服务项目为例 1. 主要功能 可进行四肢血压同步检测，通过测量踝-臂指数（ABI）、臂-踝指数（BAI）、脉搏波传导速度（PWV）等指标，对动脉硬化情况进行评估。 2. 操作流程 （1）系统启动。接通电源，开启电脑，启动检测系统。 （2）检前准备。 ①受检环境应整洁舒适、无噪声和干扰。 ②测量前数小时内不要吸烟、饮酒、喝茶或咖啡。

职 业 行 动	职 业 知 识
（3）任务辅具：动脉硬化检测仪、身体成分分析仪、骨密度仪、企业专用检测仪器等。 （4）耗材：根据实训需要进行准备。 步骤二：前期准备 （1）熟悉相关仪器设备的功能和作用。 （2）熟悉相关仪器的操作，并已经与客户建立了良好的沟通情感和信任基础。 （3）场地准备、人员分组、营销培训。 （4）预期结果设想及心理准备、压力训练、挫折训练。	③检测前服用了降血压药者，在出具检查报告单时应注明药物品名、剂量和最后一次用药时间。 ④将受检者姓名、性别、出生日期、身高、体重等资料输入检测仪器。 ⑤将受检者患病情况（如高血压、糖尿病、冠状动脉疾病、脑动脉疾病和肾动脉疾病）和动脉硬化危险因素（如吸烟史和量、饮酒史和量、血脂情况、遗传因素等）输入计算机。 ⑥受检者脱去外衣及厚毛衣，着薄夏装；脱去紧身裤，将宽松裤腿挽至膝处，宽松裤腿与膝之间至少能够容纳一指；除去袜子，女性可着薄丝袜。受检者取仰卧、去枕头低位，双手掌面朝上，双足稍外旋。在测量前应让受检者平卧休息 10～15 分钟，最少不能低于 5 分钟。 （3）检测及结果输出。 ①上肢：将血压袖带缚于上臂，袖带气囊标志处（红色条）对准肱动脉，袖带下缘距肘窝横纹 1～2 cm，袖带松紧度以恰好能放进一指为宜。 ②下肢：将血压袖带缚于下肢踝部，袖带气囊标志处（红色条）对准下肢内踝胫后动脉，袖带下缘距内踝 1～2 cm，袖带松紧度以恰好能放进一指为宜。 ③根据机器检测界面提示开始检测，检测完成后可打印检测报告。 3. 注意事项 （1）检测人群。 ①年满 14 周岁以上。 ②已被诊断为高血压（包括临界高血压）、高脂血症、糖尿病（包括糖耐量减低）或具有肥胖、长期吸烟、高脂饮食、缺乏体育运动等心脑血管疾病高危因素者。 ③有早发心脑血管疾病家族史者。早发心脑血管疾病家族史指直系亲属中有男性＜55 岁、女性＜65 岁明确诊断为高血压、冠心病、脑卒中等疾病。 ④有长期头晕等不适症状，尚未明确诊断者。 ⑤有活动后或静息状态下胸闷、心悸等心前区不适症状，尚未明确诊断者。 ⑥冠心病、不稳定型心绞痛或心肌梗死（急性或陈旧性）诊断明确者及脑卒中病史明确者。 （2）安全测量警示和注意事项。 ①检查前一天及检查当天禁止饮酒，检查当天禁止饮用咖啡及浓茶、禁止吸烟。 ②平卧安静状态下休息 3 分钟方可开始进行检测。 患者必须满足下列条件：身高 120～210 cm，臂围 16～38 cm，踝围 16～33 cm。 （3）血压测量警示和注意事项。 ①如果不能进行测量，或怀疑测量结果时，首先确定患者的情况。 ②患者情况可能恶化到测量值超过限值。要时刻检查，保证袖带或袖带软管使用得当，没有弯折或堵塞。 ③如果显示屏上持续为 0，观察袖带软管。如果袖带软管被堵塞或弯折，里面就可能残留空气。这时，从袖带上拆下软管，以保证血流畅通和外围神经不发生异常。

职 业 行 动	职 业 知 识
	④不要将袖带裹在正在进行输液或输血的手臂上,否则会伤害患者。 ⑤下列情况下不能进行测量:a.患者外围循环不足,有急性低血压、低温;b.患者发生心律失常的频率很高;c.有血管搭桥手术或有血管支架者。 ⑥下列情况下可能不能进行正确的测量:a.有连续不断的外部震动,或患者活动造成运动假象;b.袖带位置高于或低于心脏;c.测量期间患者活动或说话;d.袖带裹在厚衣服上;e.卷起的衣袖增加了臂部血压。
步骤三:营销实战训练 (1)分组设定相关健康检测项目服务操作情景。 (2)设定角色,包括角色性格、素质、文化水平等因素。 (3)组内成员分别扮演营销人员和客户,实施健康检测项目操作过程。 (4)操作过程沟通交流保证15分钟以上。	(二)健康检测服务项目举例 1.动脉硬化检测场景 2.测量过程中的沟通话术 (1)解释动脉硬化。 大姨,您知道什么是动脉硬化吗?这种病是一种常见的慢性血管疾病,它会导致动脉血管壁增厚、僵硬,并逐渐失去弹性。随着时间的推移,动脉硬化可能导致血管狭窄或堵塞,从而影响血液的流通和氧气供应。这种疾病可以影响全身的动脉血管,但最常见于心脏和脑血管。 (2)说明测量目的。 大姨,这个测量是为了评估您的心血管疾病的风险,以及监控治疗的效果。通过测量动脉血管的硬度,我们可以了解您的血管的健康状况,预测未来发生心血管事件的可能性,并制订相应的健康干预方案。另外这个结果还可在您就医时帮助医生评估病情,指导药物治疗和调整生活方式。 (3)了解患者病史。 大姨,在开始测量之前,我们需要问您几个问题,您正常回答就行:您吸烟吗?您有高血压吗?您血脂高吗?血糖高吗?您做过心脏支架手术吗?

职 业 行 动	职 业 知 识
	（4）测量前的准备。 您早饭吃得饱不饱？刚才有没有剧烈运动和紧张情绪呢？ （5）测量过程。 请您在测量过程中保持平静和配合，这个测量是无创无痛的，可能会稍感束缚，没有其他不适。如果您有任何疑问或担忧，请随时提出。 （6）解答患者疑问。 患者可能存在对动脉硬化测量的疑问和担忧。以下是一些常见的问题和解答。 问：动脉硬化是否可以逆转？ 答：在早期阶段，通过改变生活方式和药物治疗，动脉硬化可以一定程度上逆转。但已经形成的粥样硬化斑块很难完全消除。 问：哪些因素会影响动脉硬化的进展？ 答：高血压、高胆固醇、吸烟、糖尿病等危险因素都会加速动脉硬化的进展。因此，控制这些危险因素对于预防和治疗动脉硬化非常重要。 问：我该如何改变生活方式来预防动脉硬化呢？ 答：建议采取健康的生活方式，如低盐低脂饮食、适量运动、戒烟限酒、控制体重等，以降低心血管疾病的风险。 问：我需要长期进行动脉硬化测量吗？ 答：根据您的具体情况和医生的建议，可能需要定期进行动脉硬化测量以监测病情变化。但具体的频率和方法需要根据个体情况来确定。 问：我需要进行哪些检查来诊断动脉硬化？ 答：通常需要进行心电图、超声心动图、CT 等检查以确诊动脉硬化。但具体需要进行哪些检查医生会根据您的具体情况来确定。 3. 测量结果展示 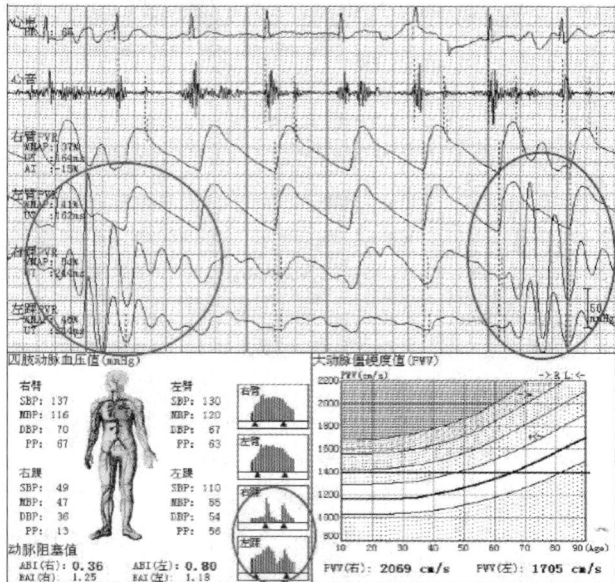 注：上图中圆圈位置为受检者因紧张、说话、肢体活动、深呼吸、咳嗽、呃逆等影响出现的波形。此情况会影响检测准确性。

二、任务测评

任务测评内容

(一)知识测评

(1)确定本任务的关键词,按重要程度进行关键词排序,并进行举例解读。

(2)根据自己对重要信息的捕捉和理解,将关键词进行排序、创新和权重划分,对自己在各关键词领域的表现进行自评打分,满分100分(表2-3-5)。

表 2-3-5　健康检测与评估服务操作知识测评表

序　号	关 键 词	解 读 举 例	权　重	自 评 分 数	得　分
1					
2					
3					
4					
5					
总　　　分					

(二)能力测评

对表2-3-6内的操作能力内容进行打分,按完成度打分,未完成不得分。

表 2-3-6　健康检测与评估服务操作能力测评表

序　号	能力打分依据	分　值	得　分
1	健康检测与评估服务项目物品准备	5	
2	检测项目内容和作用熟悉程度	15	
3	营销话术熟练程度	15	
4	心理素质	15	
5	营销实战整体表现	50	
总　　　分			

(三)素养测评

对表2-3-7所列综合素养内容进行测评打分,做到即可得分,未做到不得分。

表 2-3-7　健康检测与评估服务操作综合素养测评表

序　号	综合素养打分依据	分　值	得　分
1	服务态度	20	
2	敬业精神	20	

续表

序　号	综合素养打分依据	分　值	得　分
3	团队合作意识	20	
4	端正的营销观念	20	
5	为客户及人群健康服务的意识	20	
总　　分			

（四）拓展训练

（1）请列举在健康检测与评估服务项目介绍中易出现的问题，分析问题产生的原因并提出解决办法。

（2）在项目介绍过程中客户常见的反馈问题有哪些？列举相关问题并尝试解决。

（3）去健康管理企业参观见习，与有经验的健康管理工作人员进行沟通交流。

三、学习考评

健康检测与评估服务学习考评表

（一）考评项目

根据所学知识，自选一种健康检测与评估服务项目，介绍健康检测项目的功能，完成考评报告。

（二）考评准备

1. 学生准备

学生按照教学进度计划，已经完成以下学习任务并达到70分以上的，可以实施学习考评。

（1）掌握并灵活运用相关沟通技巧。

（2）准确把握目标客户健康问题及健康服务需求。

（3）灵活掌握健康检测项目的功能。

（4）合理使用相关仪器设备辅助健康信息采集。

（5）端正对待客户的服务态度，养成良好的职业道德，树立团队合作意识和敬业精神以及正确的销售观念，形成健康检测服务的职业素养和价值观。

（6）树立为国家大健康产业服务的志向。

2. 教师准备

（1）在对学生实施考评前，通过课堂讨论、作业、实训和考核等方式确认学生已经具备了考评所需的知识、技能和素养。

（2）对参与和配合教师考评的学生进行监督和考评规则等的培训，确保考评的准备性和公平性。

（3）准备好考评记录、考评测试调查问卷、仪器设备等。

（三）考评内容、方法及标准

（1）被考评学生根据考评员提供的健康检测与评估项目资料对客户进行检测服务，要求45分钟内完成。

（2）学生两人一组，组内进行角色扮演，组间互相考评。

（3）详细记录考评过程的信息和数据、完成时间，展示错误及出现的问题。

（4）整个考评要求在 90 分钟内完成。

考评内容及评分标准见表 2-3-8。

表 2-3-8　考评内容及评分标准表

序号	评分项	评分内容	评分标准	分值	扣分
1	职业素养	□具有良好的服务态度 □具有崇高的敬业精神 □具有较强的团队合作意识 □具有端正的营销观念 □具有为客户及人群健康服务的意识	未完成一项扣 5 分	25	
2	专业技能	□能够合理使用相应的沟通技巧 □能够熟练操作相关健康检测设备 □能够熟练解释健康检测项目的结果意义 □能够化解对话危机 □具备较强的心理素质 □具有较强的语言表达沟通能力	未完成一项扣 10 分	60	
3	工具和设备使用能力	□能够充分准备营销物品和资料 □能够熟练使用辅助检测仪器设备	未完成一项扣 5 分	10	
4	综合表现	整体健康检测项目介绍过程顺利、流畅	未完成扣 5 分	5	
总　分					

（四）考评报告

考评分为理论考评和实操考评，理论考评部分要求学生按教师给定的题目设计相应的健康检测与评估服务方案并进行实施，方案经教师审查合格后方可进行实操考评。

四、扩展阅读

中医体质辨识检测

中医体质辨识检测是通过一系列的问卷调查和身体指标测量，对个体的体质类型进行辨识。根据中医理论，个体体质可分为平和质、气虚质、阳虚质、阴虚质、痰湿质、湿热质、血瘀质、气郁质和特禀质九种类型。通过辨识个体的体质类型，可以为客户提供针对性的调理建议。

（一）脉象分析

脉象是中医诊断的重要依据之一。中医体质辨识通过传感器和算法，对个体的脉象进行检测和分析。通过对脉象的形态、速率、节律、强度等特征的提取，可以初步判断个体的健康状况，如是否有贫血、炎症、心脏问题等，为后续的调理建议提供参考。

（二）舌象分析

舌象是中医诊断的另一重要依据。中医体质辨识通过高清相机和图像处理技术，对个体的舌象进行拍摄和分析。通过对舌质、舌苔、舌体大小等特征的提取，可以初步判断个体的健康状况，如是否有湿热、阴虚、血瘀等问题，为后续的调理建议提供参考。

（三）问诊诊断

中医体质辨识仪还具备问诊功能，可以收集个体的基本信息，如年龄、性别、职业等，并针对其身体状况进行问题设定。通过人机交互方式，引导个体回答问题，从而初步判断其是否存在情志不畅、肝气郁结等问题，为后续的调理建议提供参考。

（四）健康状态评估

基于以上分析结果，中医体质辨识仪会对个体的健康状态进行综合评估。根据评估结果，可以为个体提供针对性的中药调理建议、饮食指导、运动建议等。同时，中医体质辨识仪还会根据个体情况推荐相应的中医养生方法，帮助个体改善体质，提高健康水平。

（五）中药调理建议

根据个体的体质类型和健康状态评估结果，中医体质辨识仪会为个体提供针对性的中药调理建议。例如，对于气虚质个体，可以推荐补气养血的中药材，如人参、黄芪等；对于阴虚质个体，可以推荐养阴润燥的中药材，如麦冬、百合等。同时，中医体质辨识仪还会根据个体情况推荐相应的中成药或汤剂。

（六）饮食指导

除了中药调理建议外，中医体质辨识仪还会为个体提供针对性的饮食指导。根据个体的体质类型和健康状态评估结果，为客户推荐适宜的食物和饮食方式。例如，对于痰湿质个体，可以推荐健脾祛湿的食物，如山药、茯苓等；对于阴虚质个体，可以推荐滋阴润燥的食物，如蜂蜜、梨等。此外，中医体质辨识仪还会针对个体的饮食习惯和生活方式提出相应的建议。

（七）运动建议

中医体质辨识仪还会为个体提供针对性的运动建议。根据个体的体质类型和健康状态评估结果，为客户推荐适宜的运动方式和运动量。例如，对于阳虚质个体，可以推荐练习太极拳、八段锦等传统养生运动；对于血瘀质个体，可以推荐如慢跑、快走等有氧运动。此外中医体质辨识仪还会针对个体的运动习惯和生活方式提出相应的建议，指导客户科学地进行锻炼以改善体质，提高健康水平。

健康干预服务

一、项目概述

健康管理企业在营销服务过程中,应该致力于通过全面的健康干预服务,提高客户的健康水平,预防慢性病,并帮助客户建立健康的生活方式。其服务目标是通过科学、个性化的干预措施,帮助客户实现健康生活的目的。在实施干预措施时,要遵循以下原则:①客户至上原则,即始终以客户的需求和利益为出发点,提供优质、高效的服务;②个性化干预原则,即根据客户的年龄、性别、身体状况和健康需求,制订个性化的干预方案;③持续跟踪原则,即定期对客户的健康状况进行评估和跟踪,及时调整干预措施;④科学严谨原则,即遵循医学和健康科学的原则,确保干预措施的科学性和有效性;⑤客户教育原则,即积极向客户宣传健康知识,提高客户的健康意识和自我管理能力。

本项目旨在通过健康干预服务的实践操作,让学生掌握健康干预的技能和方法,提升健康管理和预防疾病的能力。

二、项目要求

本项目面向从事健康干预服务的相关人员,如医护人员、营养师、健身教练等,以及有志于从事健康干预服务的各类人才。健康干预服务过程要符合健康管理相关企业服务人员为客户进行健康干预服务的真实过程,并完成下列职业行动。

(1)模拟健康干预服务流程,为客户提供健康教育讲座服务。

(2)根据客户健康状况及相关健康危险因素,为客户提供有效的生活方式指导和医疗资源推荐。

(3)根据客户的健康状况,学习如何为客户提供专业、合理的传统保健服务。

三、学习目标

(1)掌握并灵活运用健康管理服务流程。

(2)掌握与客户进行有效沟通交流的技巧。

(3)根据客户的健康状况和健康检测结果,准确组织客户开展健康教育讲座活动。

(4)学会根据客户的健康需要开展生活方式指导,提供合理的传统保健服务和医疗资源推荐。

(5)端正对待客户的服务态度,养成良好的职业道德,树立团队合作意识和敬业精神以及正确的销售观念,形成健康服务良好的沟通职业素养和价值观。

(6)树立为国家大健康产业服务的志向。

四、学习载体

真实或虚拟的健康管理企业工作环境,相关健康教育仪器和设备,如投影、照相录像设备、电脑、健康教育资源等。传统保健服务所需要的器材和设备,如艾灸相关设备与耗材、刮痧拔罐器械与耗材、理疗按摩设备与耗材等。

任务一　健康教育讲座

一、职业行动与职业知识

职 业 行 动	职 业 知 识
步骤一:营销准备 (1)营销场所:可以在实训室模拟,有条件的教学单位可以到企业模拟实战。 (2)物品与设施:健康服务日志、纸、笔、电脑、打印机、健康教育讲座PPT等。 (3)任务辅具:根据讲座内容需要进行准备。 (4)耗材:根据实训需要进行准备。	**(一)健康教育讲座流程模板——以高血压为例** **1. 讲座开场** 尊敬的各位听众,大家好!今天我们聚集在这里,共同关注一个与我们生活息息相关的健康话题——高血压。高血压是一种常见的慢性病,它可能悄无声息地损害着我们的身体器官,因此了解高血压的知识,预防和控制高血压对我们的健康至关重要。 **2. 讲座目的与背景介绍** 本次讲座的目的是提高大家对高血压的认识,了解高血压的成因、症状及影响,掌握预防和控制高血压的方法。同时,我们也将为听众提供合理膳食、适量运动等方面的建议,以帮助大家更好地管理自己的健康。 **3. 高血压定义及分类** 高血压是指血液在血管中的压力超出了正常范围。根据世界卫生组织的标准,正常血压范围为收缩压<120 mmHg,舒张压<80 mmHg。当收缩压≥140 mmHg或舒张压≥90 mmHg时,即可诊断为高血压。根据病因的不同,高血压可分为原发性高血压和继发性高血压两大类。
步骤二:前期准备 (1)熟悉健康教育讲座的流程。 (2)熟悉讲座内容并提前做好PPT及相关音频视频资料,且已经与客户建立了良好的沟通情感和信任基础。 (3)场地准备、人员分组、营销培训。 (4)预期结果设想及心理准备、压力训练、挫折训练。	**4. 高血压的成因与风险因素** 原发性高血压的成因包括遗传因素、体重因素、饮食习惯、生活规律、心理状态和药物等。继发性高血压则是由其他疾病引起的,如肾脏疾病、内分泌疾病等。高血压的风险因素包括吸烟、饮酒、饮食、遗传等。 **5. 高血压的症状与影响** 高血压的症状因人而异,早期可能无明显症状。随着病情发展,可能会出现头晕、头痛、疲劳、心悸等症状。长期高血压会导致心脑血管疾病、肾脏疾病、眼部疾病等严重后果,甚至可能危及生命。 **6. 高血压的预防与控制措施** 预防和控制高血压需要从以下几个方面入手:戒烟限酒、合理膳食、适量运动、控制体重、规律作息等。此外,定期监测血压,及时发现并治疗高血压也是预防和控制高血压的重要措施。 **7. 合理膳食与适量运动的重要性** 合理膳食和适量的运动是预防和控制高血压的重要手段。建议饮食清淡,控制盐的摄入量,多吃蔬菜水果和低脂肪的蛋白质食物。适量的运动可以帮助降低血压,增强心血管功能,建议每周至少进行150分钟的中等强度有氧运动。

职 业 行 动	职 业 知 识
	8. 药物治疗与监测建议 对于已经确诊为高血压的患者,药物治疗是必不可少的。医生会根据患者的具体情况制订适合的治疗方案。同时,患者也需要注意监测自己的血压,了解血压的控制情况,及时调整治疗方案。 9. 生活方式调整与心理疏导建议 除了药物治疗和生活方式调整外,心理疏导也是预防和控制高血压的重要手段。长期的精神压力和不良情绪可能会导致血压升高,因此建议保持乐观心态,学会放松自己,缓解压力。 10. 互动环节与答疑解惑 在互动环节中,听众可以就自己关心的高血压问题向医生提问。医生会根据听众的问题进行解答和建议,帮助大家更好地了解和管理自己的健康。 11. 讲座总结与感谢收尾 最后,我们再次感谢各位听众的参与和支持。通过本次讲座,我们希望大家都能够更加了解高血压的知识,掌握预防和控制高血压的方法。让我们一起行动起来,关注自己的健康,为自己和家人的健康保驾护航! 谢谢大家!
步骤三:营销实战训练 (1)分组设定相关健康教育讲座主题、情景和受众人群。 (2)设定人群角色,包括角色性格、素质、文化水平等因素。 (3)组内策划讲座流程,组内成员分别扮演营销人员和客户,组织并实施健康教育讲座过程。 (4)保证讲座时长30分钟以上。	(二)健康教育讲座场景

二、任务测评

任务测评内容

(一) 知识测评

(1) 确定本任务的关键词,按重要程度进行关键词排序,并进行举例解读。

(2) 根据自己对重要信息的捕捉和理解,将关键词进行排序、创新和权重划分,对自己在各关键词领域的表现进行自评打分,满分100分(表2-4-1)。

表 2-4-1　健康教育讲座知识测评表

序　号	关键词	解读举例	权　重	自评分数	得　分
1					
2					
3					
4					
5					
总　　分					

(二) 能力测评

对表2-4-2内的讲座能力内容进行打分,按完成度打分,未完成不得分。

表 2-4-2　健康教育讲座能力测评表

序　号	能力打分依据	分　值	得　分
1	健康教育讲座项目物品准备	5	
2	讲座项目内容和组织实施流程熟悉程度	15	
3	营销话术熟练程度	15	
4	心理素质	15	
5	健康教育讲座整体表现	50	
总　　分			

(三) 素养测评

对表2-4-3所列综合素养内容进行测评打分,做到即可得分,未做到不得分。

表 2-4-3　健康教育讲座综合素养测评表

序　号	综合素养打分依据	分　值	得　分
1	服务态度	20	
2	敬业精神	20	
3	团队合作意识	20	
4	端正的营销观念	20	
5	为客户及人群健康服务的意识	20	
总　　分			

（四）拓展训练

（1）请列举在健康教育讲座服务项目介绍中易出现的问题，分析问题产生的原因并提出解决办法。

（2）在讲座过程中客户常见的反馈问题有哪些？列举相关问题并尝试解决。

（3）去健康管理企业参观见习，与有经验的健康管理工作人员进行沟通交流。

三、学习考评

健康教育讲座学习考评表

（一）考评项目

根据所学知识，自己拟定一个讲座主题和受众人群，分组实施健康教育讲座活动，完成考评报告。

（二）考评准备

1. 学生准备

学生按照教学进度计划，已经完成以下学习任务并达到 70 分以上的，可以实施学习考评。

（1）掌握并灵活运用相关沟通技巧。

（2）准确把握目标客户健康问题及健康服务需求。

（3）灵活掌握健康教育讲座的组织实施流程。

（4）合理使用相关仪器设备，辅助讲座的顺利实施。

（5）端正对待客户的服务态度，养成良好的职业道德，树立团队合作意识和敬业精神以及正确的销售观念，形成健康教育过程中的职业素养和价值观。

（6）树立为国家大健康产业服务的志向。

2. 教师准备

（1）在对学生实施考评前，通过课堂讨论、作业、实训和考核等方式确认学生已经具备了考评所需的知识、技能和素养。

（2）对参与和配合教师考评的学生进行监督和考评规则等的培训，确保考评的准备性和公平性。

（3）准备好考评记录、考评测试调查问卷、仪器设备等。

（三）考评内容、方法及标准

（1）被考评学生根据考评员提供的健康教育主题相关资料进行介绍，要求 45 分钟内完成。

（2）学生两人一组，组内进行角色扮演，组间互相考评。

（3）详细记录考评过程的信息和数据、完成时间，展示错误及出现的问题。

（4）整个考评要求在 90 分钟内完成。

考评内容及评分标准见表 2-4-4。

表 2-4-4　考评内容及评分标准表

序号	评分项	评分内容	评分标准	分值	扣分
1	职业素养	□具有良好的服务态度 □具有崇高的敬业精神 □具有较强的团队合作意识 □具有端正的营销观念 □具有为客户及人群健康服务的意识	未完成一项扣 5 分	25	

续表

序号	评分项	评 分 内 容	评分标准	分值	扣分
2	专业技能	□能够合理使用相应的沟通技巧 □能够熟练运用健康教育基本服务流程 □能够熟练讲解相关主题的健康教育内容 □能够化解对话危机 □具备较强的心理素质 □具有较强的语言表达沟通能力	未完成一项扣10分	60	
3	工具和设备使用能力	□能够充分准备营销物品和资料 □能够熟练使用辅助检测仪器设备	未完成一项扣5分	10	
4	综合表现	整体健康教育讲座过程顺利、流畅	未完成扣5分	5	
总　　分					

（四）考评报告

考评分为理论考评和实操考评,理论考评部分要求学生按教师给定的题目设计健康教育讲座 PPT 和实施方案,方案经教师审查合格后方可进行实操考评。

四、扩展阅读

健康教育前沿

健康教育是一个不断发展和演进的领域,随着医学和健康科学的进步,健康教育的前沿也在不断变化。当前健康教育的前沿发展呈现出多元化、个性化和全球化的特点。未来,随着科技的进步和社会的发展,健康教育将在提高公众健康水平、促进社会进步方面发挥更加重要的作用。

当前健康教育领域的前沿发展如下。

（1）跨学科合作:健康教育正在越来越多地与心理学、社会学、营养学、运动科学等学科进行交叉合作,以提供更全面、更深入的健康教育服务。这种跨学科的合作有助于提高健康教育的效果和影响力。

（2）精准健康教育:随着大数据和人工智能等技术的发展,精准健康教育越来越受到关注。这种教育方式基于个体的基因、生活习惯、环境等因素,为其提供个性化的健康教育和干预措施,以提高健康教育的针对性和效果。

（3）数字健康:应用互联网、移动设备、智能家居等技术,提供远程监测、自我管理、在线咨询等服务,使人们更方便地获取健康信息和接受健康教育。数字健康的发展为健康教育的形式和内容带来了更多的创新和变革。

（4）预防为主:随着人们对健康的重视程度不断提高,健康教育已经从治疗为主转向预防为主。通过早期干预和预防措施,降低慢性病的发病率和死亡率,提高公众的健康水平和生活质量。

（5）全生命周期健康管理:从出生到死亡,对个体的健康进行全面管理和干预。这种理念强调不同阶段的健康需求和风险因素,为个体提供针对性的健康教育和服务。

（6）健康素养提升：即提升个体获取、理解和应用健康信息的能力。提高公众的健康素养，有助于增强他们自我管理和自我保护的能力，降低健康风险。

（7）社区参与：是提高健康教育效果的重要途径。通过组织和动员社区资源，开展健康教育活动，提高社区居民的健康意识和行为习惯。

（8）全球视野：随着全球化的发展，健康问题也日益全球化。因此，健康教育的视野也需要扩展到全球范围，应借鉴和学习其他国家和地区的成功经验和做法。

任务二　生活方式指导

一、职业行动与职业知识

职 业 行 动	职 业 知 识
步骤一：营销准备 （1）营销场所：可以在实训室模拟，有条件的教学单位可以到企业模拟实战。 （2）物品与设施：健康服务日志、纸、笔、电脑、打印机、生活方式指导模型及相关设备和材料等。 （3）任务辅具：根据生活方式指导内容需要进行准备。 （4）耗材：根据实训需要进行准备。	（一）生活方式指导模板——以肥胖为例 肥胖的生活方式指导方案营销话术如下。 1. 健康饮食，控制热量 亲爱的客户，我们知道您的身体可能正承受着肥胖的困扰。但请相信，通过合理的饮食调整，您一定能够恢复到理想的体重。让我们一起关注您的饮食，重新审视饮食习惯，为您的健康打下坚实的基础。 推荐低脂肪、高纤维、低糖的食品，如新鲜蔬菜、水果、全谷类食物等。这些食物不仅有助于控制热量摄入，还能促进肠胃蠕动，改善消化功能。 适量摄入优质蛋白质，如鱼、鸡胸肉、豆腐等。蛋白质是构建肌肉和维持身体机能的重要营养素。 减少高热量、高脂肪的食物摄入，如油炸食品、快餐、甜点等。这些食物容易导致热量过剩，增加体重。 控制饮食量，避免暴饮暴食。建议采用分多次食用的方式，以减轻胃肠负担，控制饮食总量。 饮食多样化，保证营养均衡。合理搭配各类食材，使您的身体获得全面的营养支持。
步骤二：前期准备 （1）熟悉生活方式指导的流程。 （2）熟悉生活方式指导内容并提前做好 PPT 及相关音频视频资料，且已经与客户建立了良好的沟通情感和信任基础。 （3）场地准备、人员分组、营销培训。 （4）预期结果设想及心理准备、压力训练、挫折训练。	2. 规律运动，保持活力 亲爱的客户，运动是减重的关键。通过坚持锻炼，您不仅能减重，还能增强体质，提高免疫力。让我们一起投身于运动中，共同追求健康的生活吧！ 选择适合肥胖者的运动方式，如练瑜伽、慢跑、游泳等。这些运动有助于减轻关节负担，减少运动损伤的风险。 每周至少进行 3 次运动，每次持续 30 分钟以上。保持一定的运动量有助于提高新陈代谢，促进脂肪燃烧。 增加力量训练，如举重、俯卧撑等。力量训练有助于增加肌肉质量，提高基础代谢率。 逐渐增加运动强度和时间，以适应身体的状况和减肥需求。但请注意不要急于求成，以免造成身体损伤。 在运动前做好热身和拉伸活动，以降低运动风险。运动后进行适当的放松和拉伸有助于减少肌肉疲劳和预防肌肉酸痛。

职 业 行 动	职 业 知 识
	3. 充足睡眠,减少压力 亲爱的客户,良好的睡眠质量对于减重同样至关重要。充足的睡眠能够缓解压力,提高新陈代谢,促进身体健康。让我们共同努力,为您的睡眠质量保驾护航! 保证每晚7~9小时的睡眠时间,以恢复体力,促进新陈代谢。 建立规律的作息时间表,尽量在同一时间入睡和起床,帮助调整生物钟,提高睡眠质量。 睡前避免过度兴奋和刺激,如避免饮用含咖啡因的饮料、茶等刺激性物质,保持安静、舒适的睡眠环境。 采用放松技巧如冥想、深呼吸等来缓解压力和紧张情绪,有助于改善睡眠质量。 积极参与放松活动,如按摩、泡澡等,以缓解身体疲劳和紧张情绪。 4. 避免过度饮酒,减少吸烟 亲爱的客户,酒精和烟草都是减重过程中的不利因素。它们不仅会增加热量摄入,还会降低身体的代谢率。为了实现健康减重的目标,请尽量避免过度饮酒和吸烟。 控制饮酒量或选择低度酒、果汁等健康饮品。尽量避免空腹饮酒和过量饮酒。 戒烟是减重过程中必不可少的步骤。烟草中的有害物质会影响身体代谢和健康状况,为了健康减重的大计,请您坚决戒烟! 如果您无法立即戒烟或控制饮酒量,请尝试逐渐减少吸烟和饮酒的频率或数量。逐步减少对身体的损害是迈向健康生活的重要一步。 保持积极的心态和坚定的决心是戒烟和限酒的关键。通过寻求家人、朋友或专业人士的支持和建议来增强自己的意志力。 5. 定时定量,避免暴饮暴食 亲爱的客户,定时定量的饮食有助于控制热量摄入和保持身体健康。避免暴饮暴食是减重过程中不可忽视的一环。让我们一起努力实现健康饮食的目标吧! 三餐定时定量,不要因忙碌或情绪波动而跳过一餐或暴饮暴食。保持稳定的饮食规律有助于控制热量摄入和维护身体健康。
步骤三:营销实战训练 (1)分组设定相关生活方式指导的主题、情景和受众人群。 (2)设定人群角色,包括角色性格、素质、文化水平等因素。 (3)组内策划指导流程,组内成员分别扮演营销人员和客户,组织并实施生活方式指导讲解过程。 (4)保证讲解时长15分钟以上。	(二)生活方式指导场景 1. 生活方式指导信息采集

续表

职 业 行 动	职 业 知 识
	2. 生活方式指导技能培训 3. 生活方式指导营养素测算

二、任务测评

任务测评内容

（一）知识测评

（1）确定本任务的关键词，按重要程度进行关键词排序，并进行举例解读。

（2）根据自己对重要信息的捕捉和理解，将关键词进行排序、创新和权重划分，对自己在各关键词领域的表现进行自评打分，满分 100 分（表 2-4-5）。

表 2-4-5　生活方式指导知识测评表

序 号	关 键 词	解 读 举 例	权 重	自评分数	得 分
1					
2					

续表

序　号	关 键 词	解 读 举 例	权　重	自 评 分 数	得　分
3					
4					
5					
总　　　分					

（二）能力测评

对表 2-4-6 内的指导能力内容进行打分，按完成度打分，未完成不得分。

表 2-4-6　生活方式指导能力测评表

序　号	能力打分依据	分　值	得　分
1	生活方式指导项目物品准备	5	
2	生活方式指导项目内容和组织实施流程熟悉程度	15	
3	营销话术熟练程度	15	
4	心理素质	15	
5	生活方式指导实战整体表现	50	
总　　　分			

（三）素养测评

对表 2-4-7 所列综合素养内容进行测评打分，做到即可得分，未做到不得分。

表 2-4-7　生活方式指导综合素养测评表

序　号	综合素养打分依据	分　值	得　分
1	服务态度	20	
2	敬业精神	20	
3	团队合作意识	20	
4	端正的营销观念	20	
5	为客户及人群健康服务的意识	20	
总　　　分			

（四）拓展训练

（1）请列举在生活方式指导服务项目介绍中易出现的问题，分析问题产生的原因并提出解决办法。

（2）在生活方式指导过程中客户常见的反馈问题有哪些？列举相关问题并尝试解决。

（3）去健康管理企业参观见习，与有经验的健康管理工作人员进行沟通交流。

三、学习考评

生活方式指导学习考评表

（一）考评项目

根据所学知识，自己拟定一个生活方式指导主题和受众人群，分组实施生活方式指导活动，完成考评报告。

（二）考评准备

1. 学生准备

学生按照教学进度计划,已经完成以下学习任务并达到 70 分以上的,可以实施学习考评。

（1）掌握并灵活运用相关沟通技巧。

（2）准确把握目标客户健康问题及健康服务需求。

（3）灵活掌握生活方式指导的组织实施流程。

（4）合理使用相关仪器设备,辅助讲座的顺利实施。

（5）端正对待客户的服务态度,养成良好的职业道德,树立团队合作意识和敬业精神以及正确的销售观念,形成健康教育过程中的职业素养和价值观。

（6）树立为国家大健康产业服务的志向。

2. 教师准备

（1）在对学生实施考评前,通过课堂讨论、作业、实训和考核等方式确认学生已经具备了考评所需的知识、技能和素养。

（2）对参与和配合教师考评的学生进行监督和考评规则等的培训,确保考评的准备性和公平性。

（3）准备好考评记录、考评测试调查问卷、仪器设备等。

（三）考评内容、方法及标准

（1）被考评学生根据考评员提供的生活方式指导主题相关资料进行介绍,要求 45 分钟内完成。

（2）学生两人一组,组内进行角色扮演,组间互相考评。

（3）详细记录考评过程信息和数据、完成时间,展示错误及出现的问题。

（4）整个考评要求在 90 分钟内完成。

考评内容及评分标准见表 2-4-8。

表 2-4-8 考评内容及评分标准表

序号	评分项	评分内容	评分标准	分值	扣分
1	职业素养	□具有良好的服务态度 □具有崇高的敬业精神 □具有较强的团队合作意识 □具有端正的营销观念 □具有为客户及人群健康服务的意识	未完成一项扣 5 分	25	
2	专业技能	□能够合理使用相应的沟通技巧 □能够熟练运用生活方式指导服务流程 □能够熟练讲解相关主题的生活方式指导内容 □能够化解对话危机 □具备较强的心理素质 □具有较强的语言表达沟通能力	未完成一项扣 10 分	60	

续表

序号	评 分 项	评 分 内 容	评 分 标 准	分值	扣分
3	工具和设备 使用能力	□能够充分准备营销物品和资料 □能够熟练使用辅助检测仪器设备	未完成一 项扣 5 分	10	
4	综合表现	整体生活方式指导实施过程顺利、流畅	未完成 扣 5 分	5	
		总　　　分			

（四）考评报告

考评分为理论考评和实操考评，理论考评部分要求学生按教师给定的题目设计生活方式指导服务讲座 PPT 和实施方案，方案经教师审查合格后方可进行实操考评。

四、扩展阅读

科学减脂

科学减脂是一种健康的生活方式，它可以帮助人们减少身体脂肪，同时提高身体健康水平。科学减脂指的是用科学的方法来减少身体脂肪。这种方法通常包括合理的饮食和锻炼计划，以及健康的生活方式。

在饮食方面，科学减脂主张吃高质量蛋白质食物、健康脂肪和复杂的糖类。例如，鸡胸肉、瘦牛肉、鱼、豆腐等都是高质量的蛋白质来源，这些食物不仅可以提供人体所需的蛋白质，而且脂肪含量较低。健康脂肪来源包括橄榄油、鳄梨、坚果等，这些食物可以提供人体所需的脂肪，而且也有助于控制饥饿感。复杂的糖类包括燕麦、全麦面包、糙米等，这些食物可以提供人体所需的能量，而且也有助于维持血糖水平稳定。

在锻炼方面，科学减脂主张进行有氧运动和力量训练。有氧运动可以帮助燃烧卡路里，提高心肺功能。例如，慢跑、游泳、骑自行车等。力量训练可以增加肌肉质量，提高基础代谢率。例如，举重、俯卧撑、仰卧起坐等。

此外，科学减脂还主张养成良好的生活习惯，如保证充足的睡眠时间、减少压力等。这些生活习惯有助于维持身体健康，也有助于控制体重。

任务三　传统保健服务

一、职业行动与职业知识

职 业 行 动	职 业 知 识
步骤一：营销准备 （1）营销场所：可以在实训室模拟，有条件的教学单位可以到企业模拟实战。	（一）传统保健服务模板——以艾灸为例 　艾灸是一种传统的中医疗法，通过燃烧艾条，将其放置在人体穴位上，以刺激经络，达到调理身体、缓解疼痛、增强免疫力的效果。下面是艾灸的操作流程话术，供您参考。

职 业 行 动	职 业 知 识
（2）物品与设施:健康服务日志、纸、笔、艾灸设备及相关耗材等。 （3）任务辅具:根据保健服务内容需要进行准备。 （4）耗材:根据实训需要进行准备。	**1. 准备工具** 在进行艾灸前,需要准备以下工具。 （1）艾条:艾灸的主要材料,可以根据个人需求选择适合的艾条。 （2）艾灸盒:用于放置艾条,方便进行艾灸。 （3）穴位图:可以帮助您找到正确的穴位。 （4）毛巾或浴巾:用于遮盖艾灸部位,防止热力散失。 （5）打火机或火柴:用于点燃艾条。 （6）纸巾或湿巾:用于清洁皮肤。
步骤二:前期准备 （1）熟悉艾草的传统保健功效。 （2）熟悉艾灸的作用与功效,并已经与客户建立了良好的沟通情感和信任基础。 （3）场地准备、人员分组、保健服务培训。 （4）预期结果设想及心理准备、压力训练、挫折训练。	**2. 选择穴位** 在进行艾灸前,需要先选择合适的穴位。根据个人身体状况和需要调理的症状,选择相应的穴位进行艾灸。可以参考穴位图或咨询专业人士。 **3. 清洁皮肤** 在进行艾灸前,需要清洁施灸部位的皮肤,以防止感染和过敏。可以用纸巾或湿巾擦拭皮肤,并注意保持皮肤干燥。 **4. 点燃艾条** 点燃艾条时,需要注意安全。可以用打火机或火柴点燃艾条的一端,等待火焰烧至艾条内部时,将火焰吹灭或用手指轻弹,使火熄灭。 **5. 放置艾灸盒** 将点燃的艾条放入艾灸盒中,注意不要让火焰直接接触皮肤。可以根据需要调整艾灸盒的位置和方向,使热力更好地渗透到皮肤。 **6. 调整艾条位置** 在放置艾条时,根据需要调整艾条的位置和方向。可以将艾条放置在穴位上方或下方,也可以将艾条旋转或上下移动,以刺激不同的经络和穴位。 **7. 开始艾灸** 将毛巾或浴巾覆盖在艾灸部位上,以防止热力散失。然后开始进行艾灸,根据个人需求和舒适度,可以每个穴位灸5～10分钟。在艾灸过程中,需要注意观察艾条燃烧情况,以及皮肤是否有过敏或烧伤的现象。 **8. 结束艾灸** 当艾灸结束时,需要先将毛巾或浴巾取下,然后移开艾灸盒。注意不要用手触碰施灸部位,以免感染或刺激皮肤。 **9. 清洁皮肤** 在结束艾灸后,需要清洁施灸部位的皮肤,可以用纸巾或湿巾擦拭皮肤。同时注意观察皮肤是否有过敏或烧伤的现象,如有需要请及时就医。 **10. 休息** 在进行艾灸后,需要注意休息和恢复。可以让身体自然放松,避免剧烈运动或受凉等刺激。同时注意观察身体反应和症状改善情况,以便调整治疗方案。 总结,在进行艾灸时需要注意安全和效果,选择合适的穴位和工具,掌握正确的操作方法和技术,需要专业人士或在医生指导下进行治疗。

职 业 行 动	职 业 知 识
步骤三：营销实战训练 （1）分组设定相关艾灸保健需求人群。 （2）设定人群角色，包括角色性格、素质、文化水平等因素。 （3）组内策划指导流程，组内成员分别扮演营销人员和客户，组织并实施艾灸过程。 （4）根据不同保健作用设定时间，一般 15 分钟以上。	（二）艾灸服务场景

二、任务测评

任务测评内容

（一）知识测评

（1）确定本任务的关键词，按重要程度进行关键词排序，并进行举例解读。

（2）根据自己对重要信息的捕捉和理解，将关键词进行排序、创新和权重划分，对自己在各关键词领域的表现进行自评打分，满分 100 分（表 2-4-9）。

表 2-4-9　传统保健服务知识测评表

序 号	关 键 词	解 读 举 例	权 重	自 评 分 数	得 分
1					
2					
3					

序 号	关键词	解读举例	权 重	自评分数	得 分
4					
5					
总 分					

（二）能力测评

对表 2-4-10 的服务能力内容进行打分，按完成度打分，未完成不得分。

表 2-4-10　传统保健服务能力测评表

序 号	能力打分依据	分 值	得 分
1	传统保健服务项目物品准备	5	
2	传统保健服务内容和组织实施流程熟悉程度	15	
3	营销话术熟练程度	15	
4	心理素质	15	
5	传统保健服务实战整体表现	50	
总 分			

（三）素养测评

对表 2-4-11 所列综合素养内容进行测评打分，做到即可得分，未做到不得分。

表 2-4-11　传统保健服务综合素养测评表

序 号	综合素养打分依据	分 值	得 分
1	服务态度	20	
2	敬业精神	20	
3	团队合作意识	20	
4	端正的营销观念	20	
5	为客户及人群健康服务的意识	20	
总 分			

（四）拓展训练

（1）请列举在传统保健服务项目介绍中易出现的问题，分析问题产生的原因并提出解决办法。

（2）在传统保健服务过程中客户常见的反馈问题有哪些？列举相关问题并尝试解决。

（3）去健康管理企业参观见习，与有经验的健康管理工作人员进行沟通交流。

三、学习考评

传统保健服务学习考评表

（一）考评项目

根据所学知识，自己拟定一个传统保健服务主题和受众人群，分组实施传统保健服务活动，完成考评报告。

（二）考评准备

1. 学生准备

学生按照教学进度计划,已经完成以下学习任务并达到 70 分以上的,可以实施学习考评。

（1）掌握并灵活运用相关沟通技巧。

（2）准确把握目标客户健康问题及健康服务需求。

（3）灵活掌握传统保健服务的组织实施流程。

（4）合理使用相关仪器设备,辅助讲座的顺利实施。

（5）端正对待客户的服务态度,养成良好的职业道德,树立团队合作意识和敬业精神以及正确的销售观念,形成健康教育过程中的职业素养和价值观。

（6）树立为国家大健康产业服务的志向。

2. 教师准备

（1）在对学生实施考评前,通过课堂讨论、作业、实训和考核等方式确认学生已经具备了考评所需的知识、技能和素养。

（2）对参与和配合教师考评的学生进行监督和考评规则等的培训,确保考评的准备性和公平性。

（3）准备好考评记录、考评测试调查问卷、仪器设备等。

（三）考评内容、方法及标准

（1）被考评学生根据考评员提供的传统保健服务主题相关资料进行介绍,要求 45 分钟内完成。

（2）学生两人一组,组内进行角色扮演,组间互相考评。

（3）详细记录考评过程的信息和数据、完成时间,展示错误及出现的问题。

（4）整个考评要求在 90 分钟内完成。

考评内容及评分标准见表 2-4-12。

表 2-4-12 考评内容及评分标准表

序号	评分项	评分内容	评分标准	分值	扣分
1	职业素养	□具有良好的服务态度 □具有崇高的敬业精神 □具有较强的团队合作意识 □具有端正的营销观念 □具有为客户及人群健康服务的意识	未完成一项扣 5 分	25	
2	专业技能	□能够合理使用相应的沟通技巧 □能够熟练运用传统保健服务流程 □能够熟练讲解相关主题的传统保健服务内容 □能够化解对话危机 □具备较强的心理素质 □具有较强的语言表达沟通能力	未完成一项扣 10 分	60	

序号	评分项	评分内容	评分标准	分值	扣分
3	工具和设备使用能力	□能够充分准备营销物品和资料 □能够熟练使用辅助检测仪器设备	未完成一项扣5分	10	
4	综合表现	整体实施过程顺利、流畅	未完成扣5分	5	
总　　分					

（四）考评报告

考评分为理论考评和实操考评,理论考评部分要求学生按教师给定的题目设计传统保健讲座 PPT 和实施方案,方案经教师审查合格后方可进行实操考评。

四、扩展阅读

健康干预措施

健康干预措施旨在帮助人们建立健康的生活习惯,预防疾病,提高生活质量。通过综合运用饮食、运动、药物、心理、环境、生活方式和预防接种等多个方面的干预措施,我们可以有效地维护和促进健康。

（一）饮食干预

饮食干预是健康干预的核心,需要注意以下几点。

（1）均衡饮食:确保摄入足够的蛋白质、脂肪、糖类、维生素和矿物质,以维持身体各项机能正常运转。

（2）少食多餐:避免暴饮暴食,保持稳定的血糖水平,有利于控制体重和消化。

（3）多吃蔬果:蔬果富含多种维生素和矿物质,且低热量、低脂肪,有助于维持身体健康。

（二）运动干预

运动干预对于提高身体素质和预防疾病具有重要意义,具体措施包括以下几点。

（1）适量有氧运动:如快走、慢跑、游泳等,有助于提高心肺功能,降低血压和血糖。

（2）定期力量训练:如举重、俯卧撑等,可增强肌肉力量,提高身体代谢水平。

（3）保持充足睡眠:良好的睡眠质量有助于身体恢复和修复,为健康打下坚实基础。

（三）药物干预

药物干预需在医生指导下进行,遵循医嘱,注意以下几点。

（1）遵医嘱服药:不随意更改药物剂量或停药,以免影响治疗效果。

（2）勿乱用药:避免滥用药物,以免产生药物依赖和不良反应。

（3）注意不良反应:如出现不适症状,及时就医并告知医生所用药物。

（四）心理干预

心理干预对于提高心理健康水平具有重要意义,具体措施包括以下几点。

（1）保持积极心态:积极面对生活中的挑战和困难,乐观向上。

（2）寻求支持:与亲朋好友保持良好的沟通,分享生活中的喜怒哀乐。

（3）学会放松:通过冥想、瑜伽等方式进行放松训练,缓解压力和焦虑。

（五）环境干预

环境干预对于提高生活质量具有重要意义,具体措施包括以下几点。

（1）保持室内通风:定期开窗通风,保持室内空气新鲜。

（2）定期消毒:对生活环境进行定期清洁和消毒,防止病菌滋生。

（3）均衡呼吸:在空气质量良好的环境下进行呼吸锻炼,增强肺部功能。

（六）生活方式干预

生活方式干预对于提高生活质量具有重要意义,具体措施包括以下几点。

（1）戒烟限酒:戒烟限酒可有效降低患心脏病、肺癌等疾病的风险。

（2）保持充足睡眠:良好的睡眠质量有助于身体恢复和修复,为健康打下坚实基础。

（3）定时体检:定期进行身体检查,及时发现并治疗潜在疾病。

（七）预防接种干预

预防接种干预对于预防疾病具有重要意义,具体措施包括以下几点。

（1）加强疫苗接种:按照医生建议的接种计划进行疫苗接种,提高免疫力。

（2）定期疫苗接种:关注疫苗接种时间表,及时进行补种。

（3）保持警惕意识:随时关注疫情动态,做好个人防护措施。

（八）健康检查干预

健康检查干预对于及早发现疾病具有重要意义。

参 考 文 献

［1］ 孙琳,孙志平,杨晓丽.市场营销实务与案例分析(微课版)［M］.北京:人民邮电出版社,2023.

［2］ 黄海琳,严金才.市场营销［M］.长沙:中南大学出版社,2021.

［3］ 罗臻,刘永忠.医药市场营销学［M］.2 版.北京:清华大学出版社,2018.

［4］ 董蓉,马经义.大健康市场营销原理［M］.北京:电子工业出版社,2020.

［5］ A. H. Maslow A Theory of Human Motivation［J］,Psychological Review. 1943:370-376.

［6］ 陈煜.健康管理服务营销［M］.成都:西南交通大学出版社,2022.

［7］ 陈君石,黄建始.健康管理师［M］.北京:中国协和医科大学出版社,2008.

［8］ 马兴铭,李玲.健康服务与管理导论［M］.成都:西南交通大学出版社,2021.

［9］ 姚峥嵘.健康服务与管理专业导论［M］.南京:东南大学出版社,2021.

［10］ 胡晓江,徐金水,姜仑.国家基本公共卫生服务健康管理与实践手册［M］.南京:东南大学出版社,2020.

［11］ 国家健康体检与管理质量控制中心.2019 年国家医疗服务与质量安全报告——健康体检管理分册［M］.北京:人民卫生出版社,2021.

［12］ 姚军,刘世征.健康管理职业导论［M］.北京:人民卫生出版社,2019.

［13］ 田惠光,张建宁.健康管理与慢病防控［M］.2 版.北京:人民卫生出版社,2017.